T0133278

Friedemann Stöhr

Musiktherapeutische Verfahren
zur psycho-sozialen Unterstützung der Krankheitsbewältigung
bei chronisch-entzündlichen Darmerkrankungen (CED)

Entwicklung eines Konzepts
auf gestalttherapeutischer Basis

zeitpunkt musik
Reichert Verlag Wiesbaden 2016

Bibliografische Information der Deutschen Nationalbibliothek
Die Deutsche Bibliothek verzeichnet diese Publikation in der Deutschen Nationalbibliografie;
detaillierte bibliografische Daten sind im Internet über http://dnb.dnb.de abrufbar.

Gedruckt auf säurefreiem Papier
(alterungsbeständig – pH 7, neutral)

© zeitpunkt Musik. Forum zeitpunkt
Dr. Ludwig Reichert Verlag Wiesbaden 2016
www.reichert-verlag.de
ISBN: 978-3-95490-173-9

Inhalt

Vorwort

Seit nunmehr über 35 Jahren begleitet mich der Morbus Crohn mit all seinen Folgeerscheinungen. Vieles, was mit einer chronisch entzündlichen Darmkrankheit (CED) und seinen Folge- und Begleitkrankheiten zu tun hat, habe ich am eigenen Leibe erfahren. Im Verlauf meiner Krankheitsgeschichte konnte ich die Erfahrung machen, dass einerseits die Gestalttherapie und andererseits die Musik bzw. das Musizieren einen großen positiven Einfluss auf mein Krankheitsgeschehen hatte und immer noch hat. Gleichzeitig halfen sie mir auch, eine Erklärung für meine Krankheit zu finden. Denn demnach brechen Entzündungen in einem Körper immer dann aus, wenn Energien nicht frei fließen können.

Dabei machte ich die Erfahrung, dass psychotherapeutische Maßnahmen schmerzlindernd, stressreduzierend und integrierend auf einen Heilungsverlauf einwirkten. Gleichzeitig half mir das Musizieren – und hier besonders das freie Improvisieren –, dass Energien freigesetzt wurden, die mich stärkten und kräftigten. Mit dieser schöpferischen Kreativität konnte ich den inneren und äußeren Anforderungen der Krankheit begegnen und die Grundlagen für einen erträglichen Umgang mit ihr und längere schubfreie Zeiten (Zeiten ohne Beschwerden) schaffen.

So wuchs der Wunsch, die Gestalttherapie und die Musik zusammenzubringen. Nach langer Suche begann ich dann vor 25 Jahren eine Ausbildung zum Musik-Gestalttherapeuten beim IGG Berlin (Institut für Gestalttherapie und Gestaltpädagogik), um anschließend überwiegend mit Gruppen chronisch Kranker zu arbeiten; insbesondere für CED-Betroffene bot ich immer wieder ein musiktherapeutisches Wochenende bei der „Deutschen Morbus Crohn/Colitis ulcerosa Vereinigung (DCCV)" an. Ein spezielles Angebot für diese Krankheit gab es bis dato nicht und so musste ich alles aus eigener Erfahrung und aus verschiedenen musiktherapeutischen Ansätzen, die sich mit chronischen Krankheiten oder dem Krebs auseinandersetzten, selbst erarbeiten. In der Literatur gab (und gibt) es immer noch sehr wenig Aussagen dazu.

So wuchs der Gedanke, im Rahmen eines Masterstudiums ein nachvollziehbares Konzept bzw. ein Referenzsystem zu entwickeln, dass diesen Anforderungen gerecht wird. Gleichzeitig sollte dieses Konzept eine Zusammenfassung und eine Bestandsaufnahme sowie eine kritische Würdigung des bisher Erfahrenen, Erlebten und Erarbeiteten sein.

Die vorliegende Schrift ist die Überarbeitung meiner Masterarbeit: „Musiktherapeutische Verfahren zur psychosozialen Unterstützung der Krankheitsbewältigung bei chronisch-entzündlichen Darmerkrankungen (CED)", die ich im Rahmen eines berufsbegleitenden Masterstudiengangs über „Methoden musiktherapeutischer Forschung und Praxis" an der HS Magdeburg anfertigte.

Die Ausgangsfrage für dieses Konzept war: Was genau wirkt in meinen Seminaren, Kursen, Einzel- und Gruppentherapien? Mein Ziel war immer, die Lebensqualität zu verbessern, indem ich versuchte (und immer wieder versuche), die

Teilnehmer mit Hilfe der Musik(-therapie) einen Weg entdecken zu lassen und ihnen zu zeigen, wie und wo sie sich Unterstützung holen können, wie sie ihre Ressourcen aktivieren und die Krankheit besser bewältigen können (Coping). Meine Arbeit war und ist also ein supportives, Ich-stützendes Verfahren[1], welches viele Anteile von Selbsterfahrung hat.

Das Studium war also die Gelegenheit, mich noch einmal mit dem bisher beruflich Erreichten und dem Nicht-Erreichten auseinanderzusetzen. Auch lernte ich meine praktische Arbeit aus einem anderen, wissenschaftlichen Blickwinkel heraus zu betrachten und letztendlich wirkte sich dieses rückwirkend auch auf meine aktuelle Arbeit aus.

Die Auseinandersetzung mit dem Thema war ein permanenter Prozess. Immer wieder wurde meine Unabhängigkeit als Forscher in Frage gestellt (oder ich habe sie selbst hinterfragt). Habe ich genügend professionelle Distanz zu dieser Materie, auch, weil ich dieser als Betroffener sehr nahe stehe? Die Voraussetzung für eine erfolgreiche Arbeit mit CED-Patienten war es, genügend Distanz zu wahren. Auf keinen Fall sollte meine eigene Betroffenheit ein Hindernis für den Prozess der Klientinnen sein. Ansonsten könnte ich therapeutisch nicht (erfolgreich) arbeiten.

Meine eigene Betroffenheit wurde von den Teilnehmerinnen ausnahmslos als positiv angesehen und schuf von vornherein ein sicheres Vertrauensverhältnis. Gleichzeitig unterstützte diese den hermeneutischen Ansatz meines gestalttherapeutischen Vorgehens: das Verstehen und die Empathie. Auch hatte meine Selbstoffenbarung als Therapeut immer eine doppelte Wirkung: erstens meinen persönlichen Gewinn und zweitens eine Vorbildfunktion für die Gruppe. Gleichzeitig hatte ich in der Wahrnehmung der Teilnehmer eine genügend kritische Distanz.

Eine weitere Motivation für diese Arbeit war die Frage, ob und wie ich mein professionelles Wissen und meine Erfahrungen „verwissenschaftlichen" kann. Was ist den (wenigen) Forschungsarbeiten der Kollegen ähnlich, genauso und was kann übernommen werden? Oder lag ich mit den Ideen, die zu dieser Arbeit führten, völlig falsch? Sind denn nicht alle Annahmen subjektive Zuschreibungen und „nur" geeignet zur Bildung von Hypothesen? Meine Skepsis und bisweilen Zweifel waren Grund genug, Möglichkeiten der wissenschaftlichen Überprüfung und Absicherung aufzuzeigen, obwohl oder gerade weil ich meine Konzepte als sachlich begründet ansehe.

Bei dieser wissenschaftlichen Überprüfung ging es ausschließlich um Dokumenten- und Quellenanalysen und deren Systematisierung und Einordnung, immer unter dem Gesichtspunkt, welche Relevanz sie für mein Konzept haben. Ein Vergleich mit meinen eigenen Erfahrungen und Beobachtungen floss dabei immer wieder ein.

---

1   Gemeint ist damit die Stärkung von Ich-Funktionen wie die Wahrnehmung von Affekten, Symbolisierungsfähigkeit, Bewusstheit der eigenen Identität sowie das liebevolle und achtsame Sichannehmen, so wie es ist.

Hinzu kam die Gefahr, mich in der Fülle des Stoffs mit seinen unzähligen Facetten zu verlieren. Die vorliegende Arbeit ist z. B. keine Abhandlung über (Musik-)„Gestalttherapie" oder über die „Stress- bzw. der Copingforschung" oder aber über „Resilienz" usw. (um nur einige Themenfelder zu nennen). Die Auseinandersetzung mit diesen grundlegenden Themen war ein Spagat zwischen „so kurz wie nötig" und dennoch „so genau wie möglich", damit das eigentliche Anliegen, nämlich die Beschreibung der konkreten Unterstützungsformen der Musiktherapie bei CED, nicht in den Hintergrund gerät.

Wenn es mit dieser Arbeit möglich ist, einen Bezugspunkt zu entwickeln, der durch Argumente und Anschaulichkeit nachvollziehbar ist, so könnte daraus durchaus eine Plattform für zukünftige Diskurse, neue Methodenentwicklungen und Forschungen werden. Gleichzeitig möchte ich mit dieser Schrift nicht nur vermitteln, was ich entwickelt habe, sondern den Leser oder die Leserin ermutigen, offen zu bleiben für Neues. Dieses kann nur gelingen, wenn die vorgeschlagenen Methoden und Verfahren nicht in allzu engen Grenzen oder sogar als feste Regeln angesehen werden.

Das Konzept unterstützt und/oder ergänzt die Vielfalt der Methoden, die jeder Therapeut gemäß seinen persönlichen Neigungen, Fähigkeiten und Ausbildung mitbringt und somit seinen eigenen Weg findet. Es wäre schön, wenn dieses Konzept durch neue Ideen wachsen kann.

Persönlich danken möchte ich
– meinen Professorinnen Frau Prof. Dr. Susanne Metzner und Frau Prof. Dr. Manuela Schwartz, die mich auf die Idee einer Veröffentlichung brachten, für ihre kritische Begleitung, ständige Bereitschaft und Präsens sowie für die wissenschaftliche Wegbereitung;
– meiner Studiengruppe in der Forschungswerkstatt, die mir Anregungen gab mit ausgiebigen Diskussionen, neuen Ideen, fachlichen Hinweisen und Korrekturen. Besonders erwähnen möchte ich namentlich meine Kommilitoninnen und Kolleginnen Sina Glomb und Claudia Steinert;
– meinen Freunden und Kollegen Heino Pleß-Adamzcyk, Manfred Liese und Susanne Prüfer für die unterstützende Hilfe und die (kritischen) Anregungen und Inspirationen;
– meiner Frau Marion Stöhr und langjährige Freundin Irmela Kuhlmann-Causin für das Korrekturlesen;
– meinem Patenkind Paul Andreessen, der mich durch die Niederungen des Computers führte;
– meinem Freund, Kollegen und Theologen Siegfried Metzger, von dem ich viel über Spiritualität gelernt habe;
– den vielen CED-Patienten, die mir von ihren Leiden und Ängsten, aber auch von ihren Stärken mit dem Umgang mit der Krankheit berichteten. In Erlebnisberichten, Emails und persönlichen Aufzeichnungen, die sie mir zur Verfü-

gung stellten, haben sie mir vieles über das Leben mit der Krankheit berichtet und mich an ihren Wachstumsprozessen teilnehmen lassen.

1 Einleitung

Um als Therapeut sowohl die objektive als auch die subjektive Datenebene bewerten zu können (vgl. EGGER, 2005, 9), ist es notwendig in den Sprachsystemen der physiologischen (medizinischen) Behandlung und in den allgemeinen psychologischen Therapien bewandert zu sein. Deshalb habe ich die vorliegende Arbeit in vier große Bereiche eingeteilt: eine medizinische Betrachtung, die Beschreibung der Lebenssituation der Betroffenen, einen Überblick über die allgemeine psychologische und musiktherapeutische Forschung zu dieser Krankheit in der Literatur und schließlich die theoretische Entwicklung des Referenzsystems mit einem anschließenden musiktherapeutischen, praxisbezogenen Teil. Jedes Kapitel steht für sich und kann bei Bedarf übersprungen werden.

Der medizinische Teil (→ Kap. 4) umfasst das allgemeine medizinische Krankheitsbild und die medizinische Ursachenforschung, soweit es für eine psychotherapeutische Arbeit von Relevanz ist.

Alle therapeutischen Bemühungen zielen darauf ab, die Lebensqualität (das körperliche, seelische und soziale Wohlbefinden) zu verbessern. Deshalb ist die Beschreibung der Lebenssituation der Betroffenen mit ihren spezifischen Problemen eine wichtige Ausgangslage für die psychosoziale Ursachenforschung (→ Kap. 5).

Es folgt ein Überblick über die Entwicklungen und Maßnahmen der allgemeinen Psychotherapie und der Psychosomatik sowie über die psychosozialen Bewältigungs- und Unterstützungsformen, wie sie sich in der Literatur und in der Forschung darstellen (→ Kap. 6).

Im Kapitel 7 steht die Musiktherapie mit einer Literaturrecherche über Aussagen der Musiktherapie (und Musiktherapeuten) in Bezug zur CED im Vordergrund. Die (wenigen) schriftlichen Untersuchungen, Forschungsarbeiten, Berichte und Einzelfallanalysen werden zusammengefasst und im Hinblick auf mein Konzept überprüft. Doch es kann schon an dieser Stelle gesagt werden, dass nur wenig übernommen werden kann, da durch Paradigmenwechsel und neueste Untersuchungen (sowohl vom medizinischen als auch vom psychosozialen Standpunkt aus) die Ergebnisse als überholt gelten. Der Verdienst dieser Arbeiten liegt im Wesentlichen darin, dass sie die Krankheit CED mit der Musiktherapie in Verbindung bringen. Dieses ist bis dato nicht geschehen.

Schließlich sollen aus dem bis dahin Beschriebenen und aus der bisherigen Forschung Kriterien für ein musiktherapeutisches Referenz- und Bezugssystem entwickelt werden. Die Übersicht auf der nächsten Seite gibt die Vorgehensweise vor, wie ein anwendungsbezogenes musiktherapeutisches Konzept konkret bei CED-Erkrankten auszusehen hat. Dazu stelle ich als Erstes die allgemeinen und theoretischen Grundlagen der psychosozialen Unterstützungsformen (→ Kap. 8.1–8.3) dar. Die Gestalttherapie mit ihrem Kontaktzyklus (auch Wachstumskreis) beschreibt den Rahmen meines psychotherapeutischen Ansatzes (→ Kap. 8.4)[2], in dem das durch die Musik Erfahrene verbal auf- bzw. durchgearbeitet und die Vorgehensweise transparent gemacht wird. Dennoch sehe ich dieses Konzept durchaus als schulen- und methodenübergreifend an. Es sollte dazu geeignet sein, nutzbringend und erfolgreich für die tägliche Praxisarbeit zu sein.

Im Zentrum und Mittelpunkt dieser Arbeit stehen die psychosozialen Unterstützungsformen wie das Auffangen von überschwemmenden Emotionen (Containment), die Stressbewältigung, die Stärkung von Resilienz durch Aktivierung von Ressourcen, das Entwickeln von Copingstrategien und die Förderung von Compliance/Adhärenz (→ Kap. 8.5). Entsprechende musiktherapeutische Verfahren bei diesen psychosozialen Unterstützungsformen sollen den musiktherapeutischen Kontext konkretisieren (→ Kap. 9).

In der folgenden Abb. 1 gebe ich einen schematischen Überblick über die Vorgehensweise.

Unter der Rubrik „Psychosoziale Unterstützungsformen" befindet sich (ergänzend) der Punkt „Schmerztherapie", welcher noch mehr den Körper bzw. Körperbeschwerden einbezieht. In dieser Arbeit wird er nur ansatzweise berücksichtigt (z.B. Bauchschmerzen, Blähungen, Stuhldrang, Durchfälle), ist aber im Sinne des „Bio-Psycho-Sozialen (BPS)" durchaus eine Unterstützungsform. In einem nächsten Schritt sollte daher die Schmerztherapie einbezogen werden, um das Konzept zu erweitern, was im Sinne eines umfassenderen und ganzheitlichen bio-psycho-sozialen Krankheitsmodells (s. → Kap. 6.2 über das BPS-Modell) auch sinnvoll wäre. Auf einige Aspekte und einen Ausblick über eine nichtmedikamentöse Schmerztherapie durch Musik werde ich in → Kap. 2 und → 10.2 eingehen.

Auf folgende Punkte möchte ich besonders hinweisen, da sie mir für die inhaltliche und formale Vorgehensweise wichtig erscheinen:
– Obwohl eine CED z. Zt. nicht heilbar ist, werden im Folgenden die Begriffe Heilung und Gesundung (bzw. Heil- oder Gesundwerden) vorkommen. Gemeint sind bei einer CED-Erkrankung immer die Förderung und die Erhaltung einer Remission (Ruhephase).
– Bei einer Diagnosestellung sollte abgeklärt werden, ob psychische Störungen wie „Depressionen", „Angststörungen" oder „Traumata" in Verbindung mit einer CED als Folge- oder als Begleitkrankheit zu sehen sind. In einem Vor- oder Erstgespräch[3] sollte man versuchen herauszubekommen, ob es sich um depressive Verstimmungen (Depresssionssymptome) oder eine schwere De-

---

2   Man braucht kein Gestalttherapeut sein, um den gestalttherapeutischen Prozessverlauf zu verstehen, zumal ureigene gestalttherapeutische Verfahren, Sichtweisen oder Elemente vermehrt in anderen psychotherapeutischen Systemen Eingang gefunden haben wie die Betonung des Hier-und-jetzt, die Beziehung von Klient und Therapeut, die Achtsamkeitsübungen zur Stress-Reduktion z.B. nach KABAT-ZINN (2011).
3   Manchmal stellt sich dieser Sachverhalt erst im Laufe des Prozesses heraus.

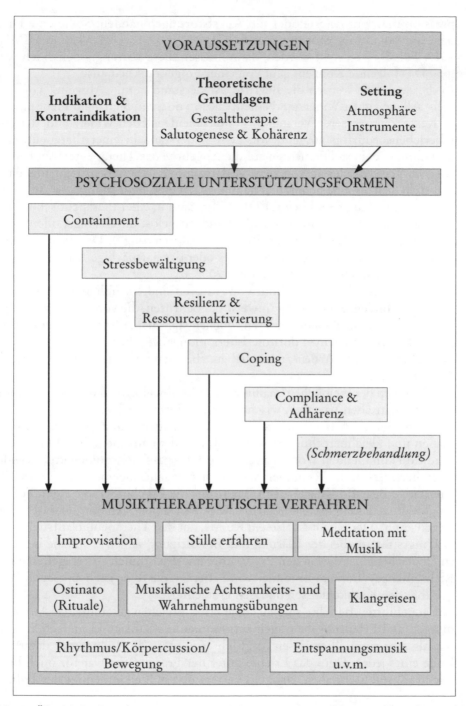

Abb. 1: Überblick über das Konzept „Musiktherapeutische Verfahren zur psycho-sozialen Unterstützung der Krankheitsbewältigung bei chronisch-entzündlichen Darmerkrankungen (CED)"

pression bzw. um Ängste oder um Angststörungen handelt. Sollte eine Diagnose auf komorbide Störungen nach ICD 10 (ICD-10-GM, Version DIMDI, 2013, F43.0) festgestellt werden, dann müssen diese vorrangig behandelt werden. Das folgende Konzept geht von einer Folgekrankheit aus.

– In dieser Arbeit werden die Begriffe „Widerstand" und „Abwehr" vorkommen. Allgemein ist Widerstand eine Reaktion oder ein Signal auf nicht passende Reize. Zum besseren Verständnis unterscheide ich den Widerstand, der vom Überlebensbedürfnis ausgeht, von dem Widerstand in einer therapeutischen Situation, in dem sich Patienten auf die Angebote des Therapeuten hin hartnäckig verweigern oder ausweichen. Widerstand als Überlebensbedürfnis dagegen stellt sich als eine Schutzmaßnahme gegen eine Bedrohung von außen dar (in diesem Fall die Krankheit CED). Widerstand in einer therapeutischen Situation zeigt sich als emotionaler Widerstand, ausgelöst durch Angst oder Scham (s. → Kap. 8.5.3 „Resilienz und Ressourcenaktivierung"). Deutlich wird dieses durch die Blockierung des Prozesses oder das hartnäckige Ausweichen vor dem Offensichtlichen (vgl. SCHNEIDER, 2002, 6).

– Die verwendeten Texte und Zitate von Autoren sind wie üblich in einer Literaturliste zu finden. Zitate und Hinweise auf Schriften, die von anderen Autoren angeführt werden, aber aus anderen Quellen stammen, erscheinen in den Fußnoten. Ebenso erscheinen dort die Literaturangaben, die ursächlich nichts mit dem Thema meiner Arbeit zu tun haben, aber den jeweiligen Sachverhalt vertiefen können.

– Das Problem der weiblichen/männlichen Schreibweise wird durch einen möglichst paritätischen Wechsel zwischen beiden Formen gelöst.

– In der folgenden Arbeit werden die Begriffe „Patient" und „Klient" gleichermaßen und gleichberechtigt angewendet. Mit dem aus medizinisch-ärztlicher Tradition kommenden Wort „Patient" wird das passive Erdulden und Erleiden intendiert. Bei dieser Krankheit scheint er mir sehr angemessen zu sein. Der alternative Begriff „Klient" ist in Bezug auf die Psychotherapie eigentlich ein Anglizismus des englischen „Client", was man am ehesten mit „Kunde" übersetzen kann[4]. Der Klient ist also ein Kunde, der den Therapeuten aufsucht, weil er Unterstützung bei der Klärung und Bewältigung seiner Probleme benötigt. In Deutschland ist dies in den Psychotherapie-Richtlinien so geregelt, dass bei Richtlinienpsychotherapie immer von Patienten die Rede ist, hauptsächlich gegenüber den Krankenkassen und den Gutachtern.

– Die angeführten Berichte sind aus meinen zahlreichen gesammelten Aufzeichnungen und Erfahrungsbeiträgen entnommen. Es hat sich in meinen Seminaren als sehr sinnvoll erwiesen (und ich ermuntere die Teilnehmer dazu), am Ende eines jeden Tages das Erlebte unter der Frage: „Was war für mich heute wichtig?" aufzuschreiben. Dankenswerterweise stellten mir einige der Teilneh-

---

4   Gleichzeitig kann er eine soziale Unterordnung gegenüber dem Therapeuten implizieren, wenn man den Lateinischen Ursprung des Wortes heranzieht: Klient = der Hörige, von clinare (lat.) = biegen, beugen, neigen

Zukünftige vergleichbare Forschungsarbeiten (insbesondere zur Wirksamkeit und zum Erfolg) und Dokumentationen der Leistungen könnten die Musiktherapie in das allgemeine Gesundheitswesen und damit speziell auch in die Leitlinien für MC oder Cu einbinden. Das Konzept dieser Arbeit soll Wege für ein Referenzsystem aufzeigen, das wiederum als Grundlage für diese Forschung dienen kann.

Obwohl die Musiktherapie sowohl als Begriff als auch als Behandlungsvorgabe in den Leitlinien für MC und Cu nicht vorkommt, kann man dennoch neben diesen beiden Leitlinien (2008, 2011) der DGVS (Deutsche Gesellschaft für Verdauungs- und Stoffwechselkrankheiten) als auch in den Leitlinien zur „Rehabilitationsbedürftigkeit bei Stoffwechsel- und Gastroenterologischen Krankheiten" des Deutschen Rentenversicherungsbundes (2003) und in den Richtlinien über die Versorgungsforschung beim „Kompetenznetz Darmerkrankungen" (2009) Hinweise für einen möglichen Einsatz der Musiktherapie bei dieser Krankheit finden. Bei der Durchsicht dieser Leitlinien ergaben sich Überschneidungen und Verbindungen, die direkt oder indirekt einen Einsatz von Musiktherapie erfordern können, wenn Ergebnisse (z.B. bei der Stressreduzierung), die für die Musiktherapie bei anderen somatischen und chronischen Erkrankungen gelten, auf eine CED (bei Beibehaltung der spezifischen Belastungsfaktoren[6]) übertragen werden.

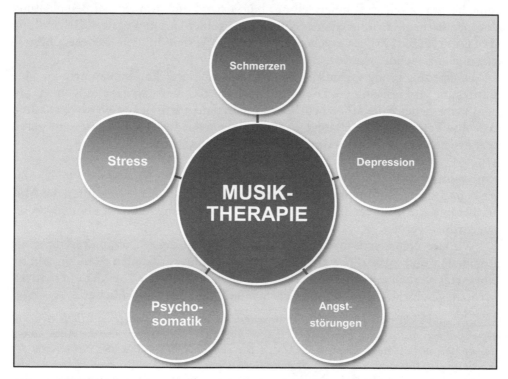

Abb. 2: Mögliche Verbindungen von Musiktherapie und der Behandlung von CED nach den Leitlinien MC und Cu

---

6 Mehr über die „spezifischen Belastungsfaktoren" → Kap. 5.2.

Die meisten der in Abb. 2 angegebenen Themenpunkte sind direkt oder indirekt Teile dieser Arbeit.

Auf die psychischen Störungen wie „Angststörungen" und „Depression" und auf die Frage, ob sie eine Begleit- oder eine Folgekrankheit sind, werde ich in Kapitel 4.2 und Kapitel 6 gesondert eingehen.

Wie schon oben erwähnt, werde ich mich mit den Inhalten des Begriffs **Schmerzen** nicht ausführlicher beschäftigen, obwohl die Musiktherapie mit ihrer entsprechenden nichtmedikamentösen Schmerztherapie (s. Kapitel 10.2) ebenfalls als eine Unterstützungsform angesehen werden kann. Denn (chronische) Schmerzen (z. B. nach Operationen, bei Stenosen usw.) und Körperbeschwerden (Bauchschmerzen, Blähungen, Stuhldrang, Durchfälle usw.) *können in allen Stadien d*er Erkrankung aus den verschiedensten Ursachen auftreten. Auch gibt es einen Zusammenhang von Schmerz und Stress, der ausführlich bei SPINTGE (2001, 391ff.) behandelt wird.

Das Konzept befasst sich dagegen mit Folgeerscheinungen von Schmerzen und Beschwerden, den alltäglichen psychosozialen Belastungen und für die Betroffenen unerträglichen seelischen Folgeproblemen, die die Lebensqualität stark einschränken (vgl. LEITLINIE MC, 2008, 18). Studien über die Wirksamkeit von Musiktherapie bei chronischem Schmerz gibt es hinreichend und können bei Beibehaltung des spezifischen Krankheitsbildes einer CED in einer „multimodalen" Behandlung (HILLECKE, 2005, 103)[7] als psychotherapeutisches Verfahren ohne weiteres übertragen und angewendet werden.

Es gibt also genug Gründe, erforschte und erfolgreiche Maßnahmen der Musiktherapie zu übernehmen. Dieses gilt auch für das hier dargestellte Konzept, in dem keine neuen musiktherapeutischen Maßnahmen entwickelt werden, sondern erprobte Verfahren und Übungen auf die Arbeit mit CED-Erkrankten mit ihren spezifischen Problemen übertragen und angewendet werden.

Eine weitere Verbindung von den Leitlinien und der Musiktherapie lässt sich unter dem Begriff **„Komplementärmedizin"** erkennen, denn alle Verfahren der Musiktherapie, die nicht im engeren Sinne zur Schulmedizin gehören, könnten dieser zugeordnet werden.

Wie der Name schon sagt, sollen deren verschiedene Therapieverfahren als Ergänzung und zusätzliche Unterstützung zur konventionellen Medizin additiv eingesetzt werden und nicht als alleinige Maßnahmen, wie es bei der alternativen Medizin geschieht, die konventionelle Standardtherapien ausschließt.

> *„In zahlreichen Studien wurde beschrieben, dass etwa die Hälfte der Patienten mit CED komplementäre Heilmethoden anwendet (…). Als Gründe für die Anwendung komplementär-medizinischer Verfahren wurden in den Studien die Suche nach der optimalen Therapie, der Wunsch ohne Kortison auszukommen, Nebenwirkungen der konventionellen Therapie, der Wunsch nach Stärkung der Eigenaktivität und der Ei-*

---

7   Einige Studien werden bei HILLECKE (2005, 33) aufgeführt.

genverantwortung, ein ganzheitlicher Therapieansatz sowie Unzufriedenheit mit der konventionellen Therapie und (relatives) Therapieversagen genannt." (LEINLINIE CU, 2011, 97)

Dennoch scheint mir eine Kombination bzw. die Integration von konventionellen und komplementärmedizinischen Ansätzen sinnvoll, da sie erst dann den Patienten mit seinen Beschwerden in seiner Gesamtheit sieht (vgl. LANGHORST/DOBOS/ PAUL, 2008, 36). Die folgende Tabelle soll die Unterschiede beim Einsatz der Methoden verdeutlichen.

Tab. 1: Der unterschiedliche Einsatz von Schul- und Komplementärmedizin[8]

	Schulmedizin	Komplementärmedizin
Wann?	Akutzustand, schwerer Schub, Notfall	Schubfreie Zeit (Remission), leichte Beschwerden
Wozu?	Verminderung der Entzündung	Stärkung des Gesamtorganismus und der Psyche, Reduzierung der Medikamentendosis
Wie?	Entzündungshemmende bzw. immunsupprimierende Medikamente, Operation	Ernährungsumstellung, Bewegung, Entspannung und andere Maßnahmen der Komplementärmedizin
Motto	Hilfe von außen	Stärkung von innen

Da die Musiktherapie Überschneidungen sowohl zu den komplementären Methoden als auch zu den psychotherapeutischen Verfahren aufweist, ist die Frage einer Einordnung rein akademisch. GRAWE et al. (1994, 161) merken an, dass die Musiktherapie insbesondere bei Patientengruppen, zu denen der verbale Zugang erschwert sei, eine ergänzende (komplementäre) Methode zu anderen therapeutischen Verfahren sein könne. Diesem Aspekt möglicher Funktionen von Musiktherapie wurde bislang wenig nachgegangen (SCHMIDT/KÄCHELE, 2009, 9).

Die „**Anthroposophische Medizin**" wird in den Leitlinien als ein wichtiger Teil der Komplementärmedizin angesehen (LEITLINIE MC, 2008, 30), gilt aber als eigenständige Therapierichtung. Neben anderen künstlerischen Therapien ist dort die Musiktherapie eine wichtige Behandlungsmethode und wird überwiegend als entspannungstechnisches Verfahren eingesetzt.

---

8 Entnommen aus LANGHORST/KERKHOFF (2009, 37), modifiziert von mir.

3   Zielvorstellungen (Intentionen)

Aus dem Vorhergehenden ergeben sich die folgenden Intentionen und Ziele, die ich mit meinem Konzept der psychosozialen Unterstützung durch Musiktherapie zur Krankheitsverarbeitung zu erreichen versuche:

- Der Grundgedanke und das Leitbild sind geprägt von der Überzeugung, dass der Mensch als vieldimensionales Wesen Schöpfer seiner eigenen Wirklichkeit ist.
- Das Konzept soll einen psychotherapeutischen Ansatz verfolgen, der den spezifischen Anforderungen einer CED gerecht wird. Dabei soll nicht die aufdeckende Arbeit an Konflikten im Vordergrund stehen, sondern die Förderung von psychosozialen und strukturgebenden Maßnahmen sowie der Kohärenz.
- Das Konzept soll so angelegt sein, dass neue wissenschaftliche Erkenntnisse sowohl der Psychotherapie als auch der Medizin ohne weiteres berücksichtigt und integriert werden können.
- Das Konzept berücksichtigt die unterschiedlichen und individuellen Bedeutungen von Lebensqualität, indem es aufzeigt, wie die Musiktherapie Hilfe zu schöpferischer und kreativer Lebensgestaltung bei einer CED gibt und damit die Lebensqualität verbessert.
- Das Konzept unterstützt die Prävention von Depression, Angststörungen und posttraumatischen Störungen. Deshalb richtet sich dieses Angebot an die Menschen, die nicht bzw. noch nicht die Kriterien einer schweren Depression oder anderen psychischen Störung nach ICD 10 (ICD-10-GM, Version DIMDI, 2013, F43.0) erfüllen. Prävention bedeutet hier das Erkennen, (Nach-)Spüren und Bewältigen von belastenden Situationen, um einen neuen Schub zu vermeiden oder hinauszuzögern bzw. die Remission zu sichern oder zu verlängern.
- Das Konzept soll aufzeigen, dass der Einsatz der Musiktherapie bei einer CED die Krankheitsverarbeitung und -bewältigung durch die psychosozialen und strukturgebenden Maßnahmen in besonderem Maße geeignet ist, positiv regulierend auf den Krankheitsprozess einzuwirken. Diese psychosozialen Unterstützungsformen sind Containment, Abbau von Stressfaktoren, Stärkung der Resilienz durch Ressourcenaktivierung, Coping und Compliance/Adhärenz. Bei all diesen Punkten spielt es eine Rolle, ob und wann der Patient auf unterstützende Ressourcen und stabilisierende Lebenserfahrungen zurückgreifen bzw. schwer zu bewältigende und belastende Situationen vermeiden kann.
- Die in der Musik (und dabei insbesondere in der Improvisation) angeschobenen Erfahrungen können als Muster für neue Prozesse angesehen werden. Die Musik hilft den Patienten dabei, sich auf das Wesentliche zu (kon-)zentrieren. Darüber hinaus ist die Musiktherapie ähnlich wie die Tanztherapie im Vergleich zu anderen künstlerischen Therapien (Maltherapie, dem Plastizieren oder dem kreativen Schreiben) besonders geeignet, wenn es um das Erleben im Augenblick geht.

4 Chronisch entzündliche Darmerkrankungen (CED)[9]

4.1 Morbus Crohn und Colitis ulcerosa: Krankheitsbild und Symptome

Unter dem Oberbegriff der chronisch entzündlichen Darmerkrankung (CED)[10] werden zwei Erkrankungen zusammengefasst, der Morbus Crohn (MC) und die Colitis ulcerosa (Cu). Es sind zwei unterschiedliche, aber doch ähnliche Krankheiten. Beide Erkrankungen haben einen unvorhersehbaren und ungleichmäßigen Verlauf, in dem ein ständiger Wechsel von aktiven und akuten (sogenannten „Schüben") und weniger aktiven Phasen stattfindet.

Bezüglich medizin-therapeutischer Maßnahmen ist eine Unterscheidung zwischen den beiden Erkrankungen marginal, teilweise werden dieselben Medikamente verschrieben und die Verfahren zur Diagnose sind identisch.

Unterschiede zwischen MC und Cu ergeben sich vor allem in Bezug auf die Art und Ausdehnung der Entzündung. Beim MC kann die Entzündung den gesamten Verdauungstrakt, vom Mund bis zum After, erfassen. Der Befall ist dabei typischerweise nicht zusammenhängend, das heißt, entzündete und gesunde Abschnitte wechseln sich ab. Da beim MC sämtliche Wandschichten des Verdauungstrakts erkranken können, kann es außerdem zu Eitereinschlüssen (Abszessen), Gängen in benachbarte Gewebe, Organe oder anderen Darmabschnitten (Fisteln) und zu Engstellen (Stenosen) kommen, die durch Narben und Verwachsungen entstehen und den Transport des Darminhalts erschweren.

Patienten mit MC haben wesentlich mehr Komplikationen als Cu-Patienten und müssen aus diesem Grund auch häufiger operiert werden (VON WIETERSHEIM, 1999, 22). Somatische und psychische Beeinträchtigungen sind deutlich ausgeprägter, was oft die Indikation für eine Psychotherapie nach sich zieht.

Bei der Cu ist die Entzündung auf den Dickdarm beschränkt und befällt nur die Schleimhaut der obersten Wandschicht. Allerdings erstreckt sich die Entzündung kontinuierlich über das betroffene Gebiet und wird nicht von gesunden Abschnitten unterbrochen. Einrisse in der Schleimhaut (Fissuren) und das sogenannte toxische Megacolon, eine – wenn auch selten – vorkommende starke und potenziell lebensbedrohliche Ausdehnung des Dickdarms, sind mögliche Komplikationen. Auch erhöht sich bei schwerem Verlauf sowie bei längerer Krankheitsdauer das Darmkrebsrisiko (vgl. LANGHORST/KERCKHOFF, 2009, 23f.).

Chronisch entzündliche Darmerkrankungen beginnen häufig mit charakteristischen Symptomen wie kolikartigen Bauchschmerzen, breiigen oder flüssigen

---

9 Alle angegebenen Daten, Forschungsergebnisse und Erkenntnisse für diesen Bereich (wenn nicht anders angegeben), entnehme ich den *Leitlinien für Diagnostik und Therapie des Morbus Crohn*, (LEITLINIE MC, 2008) und den *Leitlinien für Diagnostik und Therapie der Colitis ulcerosa* (LEITLINIE CU, 2011) sowie der Homepage der DCCV (DCCV HOMEPAGE).

10 Bisweilen findet sich in der Literatur auch die Abkürzung CEDE oder das englische Wort IBF (inflammatory bowel disease).

Durchfällen[11], teils schleimig, teils mit Blutbeimengung (bei MC seltener als bei der Cu), Blutarmut, Abgeschlagenheit und Lustlosigkeit. Durch Verdauungsinsuffizienzen infolge der entzündeten Schleimhaut sowie intestinalem Verlust aller Nährstoffe (Vitamine, Spurenelemente, Kohlenhydrate) durch Diarrhö als auch durch reduzierte Nahrungsaufnahme bzw. das Vermeiden bestimmter Nahrungsmittel aus Angst vor Schmerzen kann es zu starkem Gewichtsverlust kommen (vgl. REINSHAGEN 2001, 20).

Beschwerden außerhalb des Verdauungstraktes zeigen sich oft als Begleiterkrankungen, so genannte extraintestinale Manifestationen, und/oder Komorbiditäten (s. a. → Kap 4.2).

Die Lebenserwartung von Patienten mit CED ist im Vergleich zur „Normalbevölkerung" nicht beeinträchtigt. In nur sehr seltenen Fällen kann es zu lebensbedrohlichen Komplikationen kommen. Hierzu zählen vor allem der Darmdurchbruch (Perforation) und eine massive Erweiterung des Darms, das toxische Megakolon. In diesen Situationen ist eine Notoperation unumgänglich, um das Leben der Patienten zu retten.

Eine CED-Erkrankung begleitet den Patienten ein Leben lang und die Schwere der Erkrankung ist sehr variabel. Meistens verläuft sie schubweise, das heißt, dass es bei vielen Patienten neben Phasen mit hoher Krankheitsaktivität lange Abschnitte relativer Gesundheit und ein *vorübergehendes* Nachlassen der Krankheitserscheinung gibt, die so genannte Remission (Ruhephase). Die Betroffenen können sich deshalb kaum auf einen stabilen Zustand verlassen und müssen sich ständig auf einen verändernden Gesundheitszustand einrichten. Es gibt aber auch Patienten mit andauernder Aktivität der Darmentzündung (chronisch aktiv). In den nachfolgenden Abbildungen wird der Krankheitsverlauf für die ersten 10 Jahre nach einer Diagnose schematisch dargestellt. Dabei werden die Daten in vier Symptom-Gruppen (entspricht den vier nachfolgenden Kurven) eingeteilt: Abnahme und Anstieg des Schweregrades sowie chronisch kontinuierlich bzw. chronisch wiederkehrend (Abb. 3[12]).

Aus der Kurve eins wird ersichtlich, dass bei der Hälfte der Patienten nach dem ersten schweren Schub der Schweregrad stetig abnimmt. Die stärkste Aktivität erfolgt meist innerhalb der ersten drei Jahre. Bei der anderen Hälfte ist die Belastung chronisch kontinuierlich oder chronisch wiederkehrend (Kurve drei und vier zusammengefasst: MC = 51% und Cu = 42%). Diese beiden Gruppen müssen sich demnach permanent mit der Krankheit und den oben genannten charakteristischen Symptome auseinandersetzen. Eine Exazerbation erscheint meist ohne Voranzei-

---

11 Bisweilen auch das Gegenteil: die Obstipation (Verstopfung).
12 I. C. SOLBERG et al. Study Group. *Clinical course during the first 10 years of ulcerative colitis: results from a population-based inception cohort* /IBSEN Study). Scand J. *Gastroenterology* (2009) S. 431–440.
    I. C. SOLBERG et al. Study Group. *Clinical course in Crohn's disease: results of a Norwegian population-based ten-year-follow-up study.* Clin. Gastroenterol. Hepatol. (2007) S. 1430–1438.
    Entnommen aus dem Bauchredner 3/2012, 8. Die Daten für 3% bei MC und 1% bei Cu fehlen.

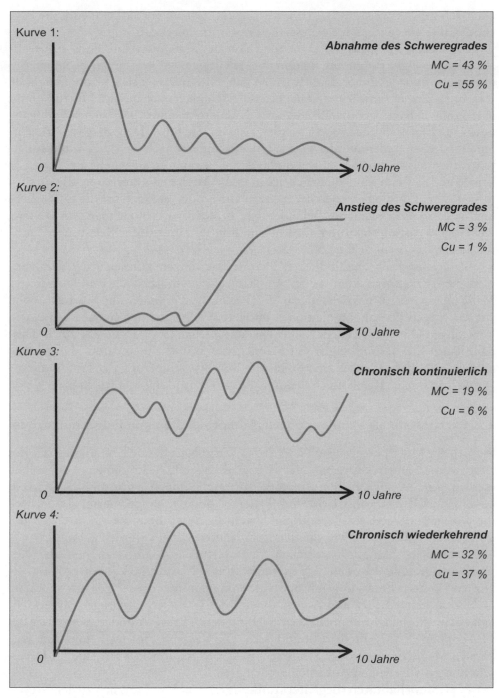

Abb. 3: Der Krankheitsverlauf über 10 Jahre bei MC und Cu

chen. Ich gehe davon aus, dass sich die Klientel für eine musiktherapeutische Psychotherapie überwiegend aus diesen beiden Gruppen rekrutiert.

Das Leben mit einer CED verlangt von den Patienten eine hohe Frustrationstoleranz. Die Erkrankung kommt mit vielfältigen, teilweise unangenehmen Begleiterscheinungen einher. Die Patienten haben beispielsweise sehr oft Durchfall, was ihren Körper schwächt und die Leistungsfähigkeit einschränkt. Hinzu kommt eine große Scham, wenn während eines Krankheitsschubs plötzlicher Stuhlgang oder Durchfall nicht beherrscht werden können. Sie führt dazu, dass viele Betroffene ihr Leben außerhalb der eigenen vier Wände danach ausrichten, ob Toiletten vorhanden sind. Bei häufigen Stuhlgängen bis zu 40x und mehr am Tag ist es kein Wunder, wenn sie sich zurückziehen und Aktivitäten unterlassen, die sie gern tun würden. Für die Personen der näheren Umgebung als auch für die Öffentlichkeit ist diese nicht-sichtbare Behinderung oft nicht nachvollziehbar. Auf weitere, vielfältige Belastungsfaktoren werde ich im Kapitel „Spezifische Belastungen" ausführlicher eingehen (→ Kap. 5.2).

Beide chronisch entzündlichen Darmerkrankungen können nach dem momentanen Erkenntnisstand weder durch medikamentöse noch durch operative Maßnahmen geheilt werden. Bis zu 75 Prozent der Patienten mit Morbus Crohn werden wegen Darmkomplikationen operiert. Viele Patienten müssen mit einem künstlichen Darmausgang oder ohne Dickdarm leben (SONNENMOSER, 2009). Deshalb haben die Behandlungen mit Medikamenten und alle anderen Maßnahmen immer „nur" das eine Ziel: eine Remission durch Verringerung der Entzündungsaktivität bzw. eine Remissionserhaltung durch Vermeidung von Rückfällen.

4.2 Extraintestinale Manifestationen, Komorbiditäten und Folgekrankheiten

Speziell der MC ist keine ausschließlich den Darm betreffende Erkrankung. Es gibt Beschwerden anderer Organe, die als Begleit- oder Folgekrankheiten angesehen werden, die aber auch als Erstsymptome auftreten können. So kommt es vor, dass, bevor eine CED diagnostiziert wird, Patienten andere Symptome aufweisen, weil die Ausprägung anderer Begleitkrankheiten die Symptome der CED überlagert und erst über diesen Umweg die richtige Diagnose gestellt werden kann.

Dabei wird besonders zwischen extraintestinalen Manifestationen und Komorbiditäten unterschieden. Als **extraintestinale Manifestationen** werden überwiegend andere Entzündungen und Erkrankungen im Körper genannt, z. B. an Gelenken, Haut, Leber und Augen, die mit der Grunderkrankung CED ursächlich zusammenhängen können, aber nicht müssen[13]. Rheuma und insbesondere der MC können sich wechselhaft beeinflussen. Die Vergabe von antirheumatisch wirkenden Medikamenten oder Schmerzmitteln wie Aspirin können eine CED verschlimmern oder seinen Ausbruch provozieren.

Als **Komorbiditäten (Begleiterkrankungen)** werden zusätzlich zu der Grunderkrankung (Indexerkrankung) gleichzeitig auftretende Erkrankungen bezeichnet,

---

13 Diese Symptome finden sich häufiger bei MC als bei der Cu (vgl. CÁMARA et al., 2010, 118).

die <u>nicht</u> direkte oder indirekte Folge einer CED sind. Der Begriff „Komorbidität" beinhaltet lediglich das gleichzeitige Vorkommen von unterschiedlichen Erkrankungen: Begleiterkrankungen müssen somit nicht ursächlich mit der Grunderkrankung zusammenhängen und können völlig unabhängig davon sein (vgl. ZEITZ, 2011, 10). Oftmals ist es schwer, ein Symptom eindeutig der Grunderkrankung oder einer Komorbidität zuzuordnen. Teilweise gibt es gemeinsame genetische Prädispositionen (ebd., 11). Rheumatologische Komorbiditäten sind u. a. Hauterkrankungen, metabolisches Syndrom (Risikofaktor für koronare Herzkrankheiten), Diabetes, Thrombosen, Infektionen und Gallen- und Nierensteine.

Angststörungen und Depressionen bei einer CED sind die häufigsten Diagnosen psychischer Störungen, wenn es um **psychische Komorbidit**äten geht, das heißt, die durch CED hervorgerufenen neuen Lebensereignisse sind weder notwendig noch ausreichend, um das Auftreten und die Art dieser Störungen zu erklären (vgl. ICD-10-GM Version DIMDI, 2013, F43.0). Sollten jedoch diese psychischen Störungen auftreten, kann es zu Wechselwirkungen und gegenseitiger Verstärkung führen. Darüber hinaus tragen sie zur Chronifizierung von Symptomen bei und verschlechtern die Behandlungsmotivation (vgl. STEINMANN, 2013, 58).

Bei einer CED sind seelische Störungen meistens Folgeerscheinungen wie depressive Verstimmungen (depressive Episoden, Depressionssymptome) statt einer schweren Depression bzw. Ängste statt Angststörungen. Die Unterscheidung, ob es sich um eine psychische Komorbidität oder um eine Folgekrankheit handelt, ist wichtig, da sie die weitere Vorgehensweise bestimmt. Schwere Depressionen, Angststörungen oder Traumata sollten zwingend zuerst behandelt werden. Das hier ausgeführte Konzept geht von einer Folgeerscheinung aus, <u>bevor</u> es das Stadium einer psychischen Komorbidität erlangt.

Als eine der medizinischen **Folgekrankheiten** gilt die Osteoporose, die nach einer über Jahre hinweg hoch dosierten Kortisontherapie auftreten kann. Eine weitere Folge ist die **Krebsgefahr**, denn beide chronisch entzündlichen Darmerkrankungen stellen einen wichtigen Risikofaktor für die Entstehung von Tumorerkrankungen wie z.B. Gallenwegstumoren (DCCV-Newsletter 160, 2011) und im besonderen Maße Darmkrebs dar. Bisher war es weitgehend unklar, wie Tumore bei chronischen Darmentzündungen entstehen. Doch jetzt ist der Nachweis gelungen, dass das Molekül „VEGF"[14] das Tumorwachstum begünstigt. Damit eröffnet sich die Chance, Patienten mit chronischen Darmentzündungen durch VEGF-hemmende Medikamente vor Darmkrebs zu schützen oder das Tumorwachstum zu stoppen (DCCV-Newsletter 155, 2010).

Eine andere Krebsgefahr birgt die Einnahme von Immunsuppressiva (wie z. B. das Medikament Azathioprin), bei denen festgestellt wurde, dass eine längerfristige Behandlung mit diesen Mitteln über mehrere Jahre hinweg das Hautkrebsrisiko immens steigert (vgl. SCHÖNWALD et al., 2010).

Überhaupt scheinen die **Nebenwirkungen** von Medikamenten eine eigene Krankheitswertigkeit darzustellen (vgl. STEINMANN, 2013, 57). Über die vielen Ne-

---

14 Vascular endothelial growth factor.

benwirkungen einer Cortison-Behandlung sind die meisten Patienten gut informiert und wissen, dass das Medikament zur Osteoporose führen kann. Aber dass
es durchaus möglich ist, durch richtige Ernährung, Sport, Bewegung, Sonnenlicht,
Vitamin-D-Behandlung usw. etwas dagegen zu setzen, scheint wenig bekannt zu
sein. Auch der Einfluss von Cortison auf die Psyche, der von Depression bis hin
zur Euphorie reichen kann, ist nur wenigen Patienten vertraut (vgl. ebd.).

4.3 Diagnose

> *Endlich eine Diagnose.*
> *Morbus Crohn … Colitis ulcerosa … und jetzt?*[15]

Eine endgültige Diagnose beider Erkrankungen ist schwierig und langwierig. Es
kann geschehen, dass vom Auftreten der ersten Symptome bis hin zur endgültigen
Diagnose oft ein Jahr oder mehr vergeht (SACHSE, 2006, 10). Einer Studie zufolge
dauert es durchschnittlich 13 Monate bis zu einer endgültigen Diagnose[16]. In dieser
Zeit der Ungewissheit, die mit viel Leiden verbunden ist, wird einigen Betroffenen
im Bekanntenkreis als auch von Ärzten ein angebliches „Simulanten"-Dasein vor-
geworfen.

> *„Eine einzelne Untersuchung als Goldstandard für die Diagnosestellung des Morbus*
> *Crohn gibt es nicht. Die Diagnose setzt sich zusammen aus Anamnese, klinischem Er-*
> *scheinungsbild und einer Kombination aus biochemischen, sonographischen, endoskopi-*
> *schen, histologischen und/oder radiologischen Befunden."* (LEITLINIE MC, 2008, 8)

Für eine Diagnose bedarf es zuerst einer ausführlichen körperlichen Untersuchung.
Neben einer Blutuntersuchung wird eine Ultraschalluntersuchung (Sonografie)
durchgeführt, mit der Organe im Bauchraum wie Leber, Magen, Bauchspeichel-
drüse, Nieren und Milz betrachtet werden können. Die für CED typischen Symptome wie Abszesse oder Fisteln lassen sich so sichtbar machen, ebenso können
Entzündungen im Dick- oder Dünndarm erkannt werden. Aber erst durch die
Darmspiegelung können aussagefähige Gewebeproben entnommen werden, die
auf Entzündungen oder sonstige Veränderungen hinweisen. Wenn die Spiegelung
aufgrund von bestehenden Darmverengungen keinen vollständigen Einblick ermöglicht, wird eine Röntgenuntersuchung mit Kontrastmittel (konventionell oder
strahlungsfrei als Magnetresonanztomographie) durchgeführt, um die Dünndarm-
schleimhaut, Engstellen (Stenosen) und Fisteln sichtbar zu machen.

Wenn es dann endlich eine klare Diagnose gibt, ist es immer noch nicht leicht,
eine individuelle Prognose für den weiteren Verlauf der Krankheit zu stellen. Dazu
sind die Krankheitsbilder, die Verläufe und die Komplikationen (z.B. nach Operationen) zu unterschiedlich. Eine einmal gestellte Diagnose bedeutet auch nicht,

---

15 Titel einer Broschüre der DCCV über Krankheitsbilder, Untersuchungsmethoden, Medikamente
usw.
16 Mitteilung im Bauchredner 93 (2), 2008, S. 102 (ohne Autorenangabe).

dass sich die Patienten und Ärzte auf einen einmaligen langfristigen Behandlungsplan verlassen können, wie die durchschnittlichen Verläufe zeigen (s. Abb. 3 Kurven drei und vier).

4.4 Prävalenz

Zurzeit rechnet die DCCV (DCCV Homepage, 2012) mit über 320 000 Menschen, die an einer chronisch entzündlichen Darmerkrankung in Deutschland leiden. Nach den Leitlinien des Deutschen Rentenversicherungsbundes (DRVB) aus dem Jahr 2003 beträgt die Prävalenz von Colitis ulcerosa 40–100, die von Morbus Crohn 30–50 pro 100.000 Einwohner (DRVB, 2003). Das Alter der Erstmanifestation liegt meist zwischen dem 20. und 30. Lebensjahr. In den letzten Jahren stieg die Zahl der Neuerkrankungen stetig und dabei ist jeder vierte unter 20 Jahre alt (vgl. Sonnenmoser, 2009, 30). Da überwiegend jüngere Patienten betroffen sind, hat die Krankheit erhebliche Auswirkungen auf einen schulischen und beruflichen Werdegang und die Gefahr einer Frühverrentung ist gegeben. Inzwischen wurde auch festgestellt, dass CED immer häufiger bei Kindern vorkommt. Schon Einjährige können darunter leiden. Hochrechnungen zufolge werden bundesweit etwa 4000 Kinder und Jugendliche behandelt und jährlich sollen ca. 1000 Patienten neu dazu kommen (vgl. Medizin Individuell, 17).

Die häufigsten Neuerkrankungen (Inzidenzien) lassen sich in den skandinavischen Ländern beobachten. Überhaupt ist ein deutliches Nord-Südgefälle in Europa erkennbar, wobei der Süden mittlerweile aufzuholen scheint. Eine bestimmte Geschlechtspräferenz ist nicht festzustellen, das heißt, Männer und Frauen sind gleich häufig betroffen (vgl. Keller, 2006, 173f.).

4.5 Ätiologie

Chronisch entzündliche Darmerkrankungen durch Spülmittel?[17]

Morbus Crohn: Darmkrankheit durch kranke Rinder?[18]

Es ist Schwachsinn, Morbus Crohn als eine Autoimmunkrankheit einzustufen.[19]

4.5.1 Von der Autoimmunkrankheit zum Barrieredefekt

Alle drei der oben angegebenen Zitate belegen eines: Über die Krankheitsursachen bei CED gibt es sehr viele (bisweilen skurrile) Aussagen und Studien, aber selten kommen sie zu demselben Ergebnis, meist sind sie sogar widersprüchlich (vgl. Häuser, 2010a, 12). Obwohl also bisher kein eindeutiger Krankheitserreger gefunden wurde, reagieren die Patienten sehr empfindlich auf einzelne Inhaltsstoffe ihrer

---

17 Überschrift eines Artikels aus dem Bauchredner 93 (2), 2008.
18 Titel einer Plusminus-Sendung der ARD vom 18. Januar 2012.
19 Überschrift eines Spiegelartikels in: Der Spiegel 29, 2011 (Hakenbroch, 2011).

eigenen Darmflora. Auslöser für einen Ausbruch der Krankheit sind in den Augen der Betroffenen meist Stress und/oder emotional belastende Ereignisse. Speziell bei der CU gilt als Krankheit bzw. Rezidiv auslösend der reale, drohende oder phantasierte Verlust einer Schlüsselperson oder eines sozialen Bezugsrahmens.

Jahrelang ging man auf Seiten der Medizin davon aus, dass es sich bei der chronischen Entzündung des Darms um eine Autoimmunerkrankung handelt, bei der sich ein überaktives und übereifriges Immunsystem gegen das eigene Körpergewebe richtet. Doch schon vor mehr als 10 Jahren wurde durch neue Studien gezeigt, dass sich die Entzündungsreaktion nicht primär gegen den eigenen Körper, sondern gegen „normale" Darmbakterien richtet. Durch eine Abwehrschwäche direkt an der Darmoberfläche dringen Bakterien in die Schleimhaut ein. Das Immunsystem erkennt diese zu Recht als fremd an, so dass Entzündungszellen nun konsequenterweise auf dieses Eindringen reagieren. Als Folge und zugleich als Auslöser der klinischen Symptome entsteht dann die chronische Entzündung als Reaktion und Antwort auf diese Abwehrschwäche und als Versuch des Körpers den keimfreien Zustand des gesunden Gewebes wieder zu erreichen (vgl. DCCV HOME-PAGE[20]). Das Immunsystem scheint die Abwehr der Bakterien für so wichtig zu halten, dass es dabei bereit ist, die Zerstörung der eigenen Darmschleimhaut durch eine Entzündung in Kauf zu nehmen.

> „Bestimmte Bakterienspezies, die sich überproportional vermehren, versuchen möglicherweise, neuen Lebensraum jenseits der Darmwand zu erobern. Kommen dann die zivilisatorischen Faktoren hinzu – falsche Ernährung, Bewegungsmangel, Umweltgifte, Stress – kippt der Darm um wie ein Klärwerk und mobilisiert sämtliche Kräfte der Immunabwehr." (STIFTUNG DARMERKRANKUNGEN, 2011)

Die ganze innere Balance gerät ins Schwanken. Man spricht dann von einer „Barrierestörung" oder „Barrieredefekt" an der Schleimhaut. Dieses hat die Funktion durch einen Säureschutzmantel bzw. einer Schleimschicht Infektionen bekämpfen zu können. Diese Barriere besteht u.a. aus Defensinen, die als körpereigene Antibiotika verstanden werden können (vgl. STANGE/WEHKAMP, 2006, 17).

Unterstützt wird die zentrale Bedeutung der Bakterien durch die Fortschritte der Forschung bei der Genetik dieser Erkrankungen. Schon 2001 fanden Wissenschaftler im menschlichen Erbgut ein Gen, das für die Erkennung von Bakterien verantwortlich ist. Es konnte nachgewiesen werden, dass Veränderungen im so genannten NOD2/CARD15-Gen das Risiko für einen MC stark erhöhen. „Mutationen von NOD2/CARD15 sind klar assoziiert mit dem Morbus Crohn, insbesondere mit Ileumbefall und mit stenosierenden Verlauf." (LEITLINIE MC, 2008). Sie sind bei etwa (nur) 20 % aller Patienten mitverantwortlich für eine MC-Erkrankung. Inzwischen hat man allein beim MC mehr als 30 Krankheitsgene gefunden. Es steht jedoch fest, dass eine solche erbliche Veranlagung allein nicht zum Ausbruch der Erkrankungen ausreicht. So haben 4 % der nicht Betroffenen eben-

---

20 www.dccv.de/no_cache/aktuelles/news/singleview/article/1435/.

falls Veränderungen im NOD2/CARD15-Gen, ohne jemals an MC zu erkranken (DCCV-Newsletter 154, 2010). Also:

> *„Die genetische Disposition allein erklärt die dramatische Entzündung des Darms noch nicht. Für das komplexe Phänomen muss das Zusammenwirken von Umwelt und Genetik gemeinsam verantwortlich sein."* (STIFTUNG DARMERKRANKUNGEN, 2011)

Neben den Störungen der Immunabwehr und den erblichen Veranlagungen müssen also noch verschiedene andere, bis jetzt noch unbekannte Faktoren hinzukommen. Solche auslösenden Faktoren können neben den Infektionen mit Viren oder Bakterien auch veränderte Ernährungsgewohnheiten oder Nahrungsmittelbestandteile (z.B. Konservierungsstoffe) sein. Auch die Hygiene scheint eine Rolle zu spielen. Dennoch konnte bisher für keinen dieser Faktoren ein eindeutiger Zusammenhang mit chronisch entzündlichen Darmerkrankungen hergestellt werden. Es ist jedoch sehr wahrscheinlich, dass Umwelteinflüsse eine Rolle spielen, da zumindest der MC in den hoch technisierten Ländern der Welt viel häufiger als in den anderen Regionen vorkommt (vgl. DCCV-Newsletter 154, 2010).

Da es zurzeit noch keine entsprechenden Therapiekonzepte zur Stärkung der Barrierefunktion gibt, macht es vorerst Sinn, die Entzündung zu unterdrücken,

> *„(…) insbesondere dann, wenn man davon ausgeht, dass eine „Fehlsteuerung" der Entzündungszellen das primäre Problem der Erkrankung darstellt. Das Problem scheint aber woanders zu liegen: die Entzündungszellen reagieren, weil sie dauernd mit den Bakterien in Kontakt kommen. Deshalb wäre es zumindest ebenso sinnvoll, diesen Kontakt zu verhindern und die oft zitierte Barrierefunktion des Darms zu stärken."* (WEHKAMP/FELLERMANN, 2006, 26)

Dieser medizinische Paradigmenwechsel hat auf die typischen Auswirkungen und Belastungen bei den Patienten kaum einen Einfluss, ganz gleich ob es nun ein „Zuwenig" oder ein „Zuviel" an Abwehr gibt. Auf jeden Fall reagiert der Darm mit seiner fehlgeleiteten Aktivierung des Immunsystems „immunentzündlich".

4.5.2 Rauchen

Zu den Umwelteinflüssen zählt das **Tabakrauchen**. Bei Rauchern erhöht sich das Risiko an MC zu erkranken um das Doppelte (vgl. DCCV HOMEPAGE, 2012). Darüber hinaus haben Raucher mit MC schlechtere und meist kompliziertere klinische Verläufe als Nichtraucher.

> *„Das Risiko eines endoskopischen und klinischen Rezidivs, eines stenosierenden oder penetrierenden Verlaufs, der Notwendigkeit von Operationen und immunsuppressiver Therapie, von Osteoporose [ist erhöht] und mit einer herabgesetzten Lebensqualität (…) assoziiert (…). Rauchende Patienten, die für mehr als ein Jahr mit dem Rauchen aufhörten, [hatten] einen günstigeren Verlauf der Erkrankung als weiter rauchende Patienten. Die Wirksamkeit eines Rauchstopps ist der einer immunsuppressiven Therapie vergleichbar."* (LEITLINIE MC, 2008, 29)

Jeder Behandler sollte daher den Patienten ermutigen, mit dem Rauchen auf-
zuhören, denn als Nichtraucher hat man, unabhängig von einer medikamentösen
Behandlung, einen entscheidenden Einfluss auf den Krankheitsverlauf.

*„Patienten, die trotz ärztlicher Empfehlung das Rauchen nicht aufgeben, sollen durch
patientenzentrierte Gespräche zur Teilnahme an einer strukturierten Raucherentwöh-
nung motiviert werden."* (ebd.)

Hier kann das „Coping" als psychosoziale Unterstützungsform helfend eingreifen.
Interessanterweise scheint das Rauchen für die Cu-Patienten einen gegenteili-
gen Effekt zu haben. Bei Nichtrauchern oder ehemaligen Rauchern tritt häufiger
eine Cu auf als bei Rauchern (DCCV HOMEPAGE).

4.5.3 Ernährung

Die Rolle der **Ernährung** ist ein immer währendes Thema für CED-Patienten.
So können bei länger andauernden, akuten Phasen die Verdauung und Absorpti-
on massiv beeinträchtigt werden, so dass Ernährungsdefizite und Gewichtsverlust
folgen. Schmerzen nach der Nahrungsaufnahme und der massive Gewichtsverlust
stellen die Fragen auf: „Was darf ich essen, was schadet?" und: „Wie kann ich Beschwerden durch bestimmte Nahrung lindern?" Nahrungsunverträglichkeiten und
allergische Reaktionen sind bei CED-Patienten deutlich häufiger als bei Personen
ohne CED, wobei die Häufigkeit der immunologisch vermittelten Nahrungs-
mittelallergie unklar ist. Jeder Patient muss das für sich selbst herausfinden. Ein
Ausprobieren und Experimentieren sollte unterstützt werden, denn es gibt kein
generelles Verbot bestimmter Nahrungsmittel[21]. Erlaubt ist, was vertragen wird.

Sicher dagegen ist, dass der Entstehung einer CED weder auf bestimmte Nahrungsmittel noch auf bestimmte Essgewohnheiten zurückzuführen ist. Aber Nahrungsmittelallergien bzw. Nahrungsmittelunverträglichkeiten können die CED
auslösen und den Verlauf erschweren. Eine Prävalenz einer Nahrungsmittelal-
lergie ist bei CED-Patienten um das Doppelte bis zum Vierfachen erhöht (vgl.
ZOPF, 2012, 56). Dabei ist der Verzicht auf fettreiche Nahrungsmittel und Redu-
zierung von zuckerhaltigen Nahrungsmitteln als erstes zu nennen. Auch können
Faser- und ballaststoffreiche Nahrungsmittel ebenso wie Hülsenfrüchte bei über-
mäßigem Verzehr die Beschwerden verschlimmern. Deshalb kann man umgekehrt
davon ausgehen, dass eine Ernährungstherapie oder ein bestimmter Diätplan in
schwierigen Krankheitssituationen helfen und die Symptomatik verbessern. Dabei wird bei den Empfehlungen über bestimmte Diäten unterschieden, ob sich der
Patient im Schub oder in einer Remission befindet. Sie sind also immer individuell
und bezogen auf das jeweilige Problem, das gerade im Vordergrund steht. So stellt
sich die Ernährungsfrage immer bei starken Durchfällen, Blähungen, Stenosen,

---

21 In den 70er Jahren wurde vor dem vermehrten Genuss von raffiniertem Zucker gewarnt und als
    Ursache für den MC angesehen. Inzwischen weiß man, dass es eine Folge der Erkrankung ist, da
    ballaststofffreie Nahrung besser vertragen wird.

Fistelbildungen, beim Mangel an Vitaminen, Mineralstoffen und Spurenelementen sowie bei bestimmten Nahrungsmittelunverträglichkeiten. Manchmal ist sogar eine künstliche Ernährung als Ergänzung oder ausschließlich indiziert. Dabei wird zwischen enteral und parenteral unterschieden. Enterale Ernährung ist eine Trinknahrung, parenterale Nahrung wird über die Blutbahnen dem Körper zugeführt. Richtschnur für die verschiedenen Situationen ist einerseits die Sicherstellung einer ausreichenden Versorgung mit allen wichtigen Nährstoffen und zum anderen die Ermittlung der persönlichen Unverträglichkeiten.

4.6 Fazit

Zusammenfassend kann gesagt werden: Obwohl die wissenschaftliche Forschung auf dem medizinischen Sektor und in der Genetik bei Diagnose, operativer und medikamentöser Behandlung sowie auf dem ernährungstechnischen Gebiet immer neue Erkenntnisse gewinnt, sind
– diese Krankheiten zurzeit nicht heilbar;
– die „einfachen" und eindeutigen Ursachen dieser chronischen Darmentzündungen immer noch unklar. Eine Ausschaltung einer behebbare Ursache, die zu einer Heilung im Sinne einer Ursache-Wirkung-Behandlung dieser Krankheiten führen, gibt es noch nicht;
– die individuellen Krankheitsverläufe weder vorhersagbar noch medizinisch beeinflussbar (LEITLINIE MC, 2008, 7).
Die „attraktivste Hypothese" (KELLER, 2006, 175) für die Entstehung eine CED geht z. Zt. davon aus, dass ein komplexes Zusammenspiel zwischen verschiedenen Umweltfaktoren, Lebensgewohnheiten und einer Störung der Immuntoleranz auf genetischer Basis verantwortlich ist (s. Abb. 4).

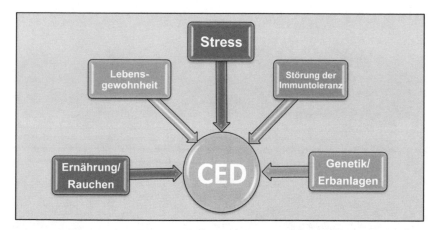

Abb. 4: Das multifaktorielle Zusammenspiel bzw. die gegenseitigen Abhängigkeiten bei der Entstehung einer CED

5 Lebens- und Behandlungssituation bei CED

5.1 Evaluation der Lebensqualität

Wenn man über die Lebenssituation („Quality of Life") von CED-Erkrankten spricht, muss gleichzeitig auch von der Lebensqualität (LQ) und deren Beeinträchtigungen gesprochen werden. Unter LQ versteht man das Ausmaß persönlicher Zufriedenheit, die, ausgehend von der aktuellen Lebenssituation, mit der Erfüllung von Erwartungen, Wünschen und Bedürfnissen im körperlichen, geistigen, seelischen und materiellen Bereich wächst (vgl. SILBERMANN, 2010). Zufriedenheitswerte lassen aber keinen Rückschluss auf die Qualität der Realität zu, da sie das Ergebnis veränderter Erwartungen sein kann (vgl. JANKE, 2002, 25).

LQ bei einer CED findet immer größere Beachtung und wird durch den international gebräuchlichsten Fragebogen IBDQ (Inflammatory Bowel Disease Questionnaire) erhoben. Einschränkend muss jedoch bemerkt werden, dass bei diesem Verfahren die körperlichen Symptome stärker gewichtet werden als die psychosozialen Faktoren (vgl. SCHWARZ, 2006, 206). Eine Überbewertung objektiver Daten, Laborparameter und Aktivitätsindizien unterschätzen die tatsächliche Belastung der Patienten. In der deutschen Version des IBDQ werden deswegen zusätzlich zu Aspekten des täglichen Lebens, krankheitsbedingten Beschwerden, Symptomen sowie sozialen und emotionalen Funktionen 32 Fragen an die Patienten gestellt (vgl. JANTSCHEK, 2008, 65). Dabei sind die wichtigsten Aspekte von LQ und Lebenszufriedenheit:
– die Fähigkeit zu körperlicher Leistung, zur Mobilität sowie zu Entspannung;
– Beschwerde- und Schmerzfreiheit;
– Angstfreiheit (bezogen auf die Krankheit);
– Unabhängigkeit;
– Lebensfreude und Lebensenergie (ebd.).
LQ ist für die Betroffenen weit mehr als „nur" eine wissenschaftliche Fragestellung. Für sie gilt es, den Forschern und Wissenschaftlern zu vermitteln, in welchen Bereichen sie sich ganz besonders eingeschränkt oder sogar bedroht fühlen[22]. Und es geht auch darum, wo und wie sie sich Unterstützung von Aspekten der LQ holen. Der Zusammenhang zwischen Krankheitsverlauf und erlebter sozialer Unterstützung sowie krankheitsbezogener LQ ist evident. Je besser der soziale Support und die LQ subjektiv beurteilt wurden, desto günstiger war der Krankheitsverlauf, was eine neue Studie herausgefunden hat (vgl. BEGRÉ/VON KÄNEL, 2012, 100). Die Untersuchung ergab, dass 36 % der Patienten, die innerhalb von 18 Monaten mindestens einen entzündlichen Schub hatten, ihre soziale Unterstützung subjektiv als ungenügend erlebten. Bei denjenigen Patienten, die ausreichend empfundene soziale Unterstützung erfuhren, hatten nur 22% einen entzündlichen Schub. Es erwies

---

22 Dabei haben Studien festgestellt, dass die LQ bei einer Cu gegenüber einer Erkrankung an MC weitaus verminderter ist (JANKE, 2002, 25).

sich, dass Patienten mit einer guten LQ zwei- bis dreimal seltener entzündliche Schübe und Komplikationen hatten als Patienten, die über eine schlechte LQ berichteten (ebd., 101). Daraus kann man schließen, dass ein guter sozialer Support eine schützende Wirkung hat.

Damit rückt die LQ auch für die Psychosomatik und die Psychotherapie in den Fokus einer Behandlung, bei der ein weitgehendes psychisches und soziales Wohlbefinden der Patienten angestrebt wird (vgl. HÄUSER, 2010a). Das vorliegende Modell soll die unterschiedlichen und individuellen Bedeutungen der einzelnen Aspekte von LQ berücksichtigen.

5.2 Spezifische Belastungsfaktoren (Stressoren)

Spätestens mit der Diagnose (und damit mit einer massiven Konfrontation): „Sie haben einen Crohn (resp. Colitis ulcerosa)." verändert sich das Leben, so wie es vorher war. Gerade „neu" Diagnostizierte durchleben oft eine schwere Lebens- und Identitätskrise, weil sie mit Gefühlen konfrontiert werden, die schwer auszuhalten sind: Sorge, Angst, Leere, „Nicht-mehr-weiter-wissen", Unsicherheit, Ausgeliefertsein, Verzweiflung, Bedeutungslosigkeit usw.[23]. Dabei wird das „Nicht-gesund-sein" gar nicht als das Hauptproblem angesehen, sondern die Angst, dass man nicht mehr „normal" funktioniere. Orientierungslosigkeit oder gar der Verlust von Orientierung sind dafür stellvertretend.

> „Orientierung steht (…) in einem engen Zusammenhang mit Aspekten der Identität, d.h. mit dem einigermaßen sicheren Wissen um den eigenen Standpunkt." (RUDOLF, 2006, 73)

Eine notwendige Umorientierung und ein Umdenken in eine neue, andere Lebensweise fällt den meisten CED-Erkrankten zunächst einmal schwer, da sie sich eher in einer Opferrolle sehen bzw. schutzlos ausgeliefert fühlen. Dieses hat zur Folge, dass sie sich isoliert, bedeutungslos und nutzlos fühlen, eher lethargisch und passiv werden. Aber „Sich-krank-fühlen" verlangt nun einmal nach neuen einfallsreichen Lösungen. Die Frage: ‚Wie kann ich nun sein?' steht im Vordergrund. „Chronisch krank zu sein" als Herausforderung zu begreifen, sich neue persönliche Ziele zu setzen, Spiritualität zu erleben, um wichtige Veränderungen und Wandlungen in seinem Leben vornehmen zu können, verlangt ein hohes Maß an Akzeptanz, Bewusstwerdung und Erkenntnis. Dieses ist ein Prozess mit verschiedenen Phasen, auf dem ich noch später in dem Kapitel über den „Wachstumskreis" (→ Kap 8.4.2) eingehen werde.

Die psychosozialen Beeinträchtigungen sind also keine nebensächlichen Begleiterscheinungen chronischer Erkrankungen, sondern stellen einen zusätzlichen Belastungsfaktor dar. Sie bauen ein Spannungsverhältnis auf, in dem die Erkrank-

---

23 In der Literatur wird auch von depressiven Symptomen wie Antriebslosigkeit, Freudlosigkeit, Neigung zum Grübeln, viel Weinen und Schlaflosigkeit berichtet (vgl. MOSER, 2005, 28).

ten zwischen „Sich-selbst-verstehen" und „Verstanden-werden" hin- und herge-rissen werden.

Die neuen Anforderungen und Belastungen an Körper und Leib[24] sind Reize, die Stress auslösen, so genannte Stressoren. Dir folgende Definition von „Stresso-ren" bezieht sich auf ANTONOVSKY. Er sieht diese als

> *„(…) eine von innen oder außen kommende Anforderung an den Organismus, die sein Gleichgewicht stört und zur Wiederherstellung des Gleichgewichtes eine nicht-automa-tische und nicht unmittelbar verfügbare energieverbrauchende Handlung erfordert."*
> (ANTONOVSKY zitiert nach BENGEL et al., 2001, 32f.)

Die folgende Übersicht zeigt neben den allgemeinen Belastungen, die bei allen chronischen Erkrankungen auftreten können, die krankheitsspezifischen Belas-tungsfaktoren einer CED, die eine zusätzliche mögliche psychotherapeutische Be-handlung indizieren (vgl. KELLER, 2000, 200; WEISS, 2004, 18; VON WIETERSHEIM, 1999, 19):

Allgemeine Belastungen
– fehlende Hoffnung auf Heilung;
– Unvorhersagbarkeit des Krankheitsverlaufs;
– reduzierte körperliche Leistungsfähigkeit;
– Verlust von Lebenszielen (häufig bei jüngeren Patienten);
– langandauernde Abhängigkeit von Ärzten, medizinischen Spezialisten und in der Regel auch von Medikamenten;
– Dauerbehandlung und wiederholte stationäre Krankenhausaufenthalte, Hos-pitalisierung und Trennung von Angehörigen;
– Mangelnde Bewältigungsstrategien durch Verlustängste und der damit ein-hergehenden Trauer;
– drohende Gefahr einer Operation;
– Abschied von einem Lebensabschnitt usw.

Spezifische Belastungen
– heftige, oft wenig beeinflussbare Schmerzen; Intensitätszunahme der Abdo-minalschmerzen durch die Entzündung oder Operationsfolgen (z.B. durch Verwachsungen im Bauchraum);
– Einschränkung der freien Beweglichkeit und Mobilität durch Zunahme der Stuhlfrequenz, Stuhlinkontinenz, Angst vor Darmkontrollverlust, dadurch Gefahr der Isolation;
– zunehmende Beziehungs- und Akzeptanzprobleme im Wechselspiel zur Umwelt, soziale Nöte z.B. durch fehlende Toiletten im öffentlichen Raum;
– berufliche und soziale Beeinträchtigungen: Geminderte berufliche Leis-tungsfähigkeit, eingeschränkte Zukunftsperspektiven;
– Mangelernährung und deren Folgen (Malnutrition);

---

24 Zur Unterscheidung von Körper und Leib s. → Kap. 5.3 „Identität und Identitätsverlust"

- Schlafmangel als Folge von Übelkeit, Erbrechen und Diarrhoe;
- Gefahr der Stigmatisierung und Selbststigmatisierung;
- Beeinträchtigung und Bedrohung der körperlichen Integrität und Attraktivität (Abnahme des Körpergewichts, hartnäckige Fisteln, Anus praeter, anhaltende Nebenwirkungen von Medikamenten mit Folgen wie z. B. Osteoporose oder das „Vollmondgesicht" durch Einnahme von Cortison);
- Beeinträchtigung der Sexualität und damit auch der Partnerschaft, Scham;
- Gravierende Funktionseinschränkungen durch Folgekrankheiten, z. B. rheumatische, dermatologische und ophthalmologische Krankheitsbilder[25];
- Notwendigkeit von Diätmaßnahmen, verminderte Nährstoffaufnahme (Malassimilation), Ernährungsumstellung;
- häufige invasive Untersuchungen mit potentiellen Verletzungen des Intimbereichs (z. B. Darmspiegelung);
- drohende und tatsächliche Gefahr durch Tumore (Krebsangst);
- Komplikationen bei Schwangerschaft und Geburt;
- drohende und tatsächliche Frühverrentung[26].

Darüber hinaus fühlen sich mehr als 60 % der Patienten nur unzureichend über ihre Krankheit informiert (vgl. MOSER, 2005, 28). Dazu kommt eine bisher vernachlässigte Schwierigkeit, nämlich die Auseinandersetzung mit den unzähligen Veröffentlichungen der neuesten Ergebnisse, die bisweilen allen bisherigen wissenschaftlichen Erkenntnissen widersprechen und „alte" Erklärungen regelrecht auf den Kopf stellen (vgl. a. → Kap. 4.6 und 6.1). Verständlicherweise fühlen sich viele verwirrt, verunsichert und überfordert, diese richtig einzuordnen und Wichtiges von Unwichtigem unterscheiden zu können. Daher sollte in einem (therapeutischen) Gespräch der Hinweis auf Patientenorganisationen nicht fehlen (vgl. a. → Kap. 5.4.4), die bei diesen Problemen hilfreich sind.

5.3 Identität und Identitätsverlust

Identität ist das „Eins-sein mit sich selbst"; aber eine unbeeinflusste Identität kann es nicht geben, weil alle Identität notwendigerweise neben dem, was der Mensch von Geburt aus mitbringt, auch aus vielen verschiedenen und divergierenden Einflüssen, Gruppenzwängen, Normen und Regeln unterschiedlicher Kulturen entsteht. Deshalb kann es nicht darum gehen, die „richtige", sondern die eigene Identität zu finden und den möglichen und tatsächlichen Identitätsbeschädigungen entgegenzuwirken, das heißt, die notwendige Unterstützung zur Entfaltung des Selbst, zur Stärkung von Selbstreflexion, Selbstbehauptung, Selbstbewusstsein und Selbstmanagement zu geben. Dieses ist ein ständiger schöpferischer Anpassungsprozess. Somit kann Identität auch als ein fließender Prozess angesehen werden,

---

25 Ophthalmologie = Augenheilkunde.
26 Ein Großteil der Patienten mit CED ist zu bei Beginn der Erwerbsminderungsrente jünger als 40 Jahre (DRVB, 2003).

welcher ständigen Wandlungen und Veränderungen unterworfen ist und darum immer nur eine Momentaufnahme und Vorläufiges darstellt. Dazu gehört auch das anerkennende Bekenntnis des So-Seins als auch des So-Gewordensein. Arbeit an der Identität ist Unterstützung bei der Veränderung der jeweiligen Selbstbilder und Erweitern von festgeschriebenen und einschränkenden Aspekten der eigenen Identitätszuschreibungen, damit Wachstum, Kohärenz, Entwicklung und Lebensfreude erlebt werden können.

Konkret ist davon auszugehen, dass der Patient durch die spezifischen Belastungen (s. → Kap. 5.2) ein Stück seiner Identität verliert. Natürlich kommen nicht alle Belastungen gleichzeitig vor. Auch gibt es große graduelle Unterschiede, je nach Verlauf, Dauer und Schwere der Krankheit und ob der Patient sich in einem akuten Schub oder in der Remission befindet.

Legt man die fünf Säulen der Identität (Abb. 5) nach PETZOLD (1993, 1083) zugrunde, dann kann es im schlimmsten Fall zu einem Identitätsverlust kommen, wenn eine oder mehrere Säulen „wegbrechen" oder sich plötzlich so stark verändern, dass die anderen Säulen die Identität nicht mehr ausreichend stabilisieren können.

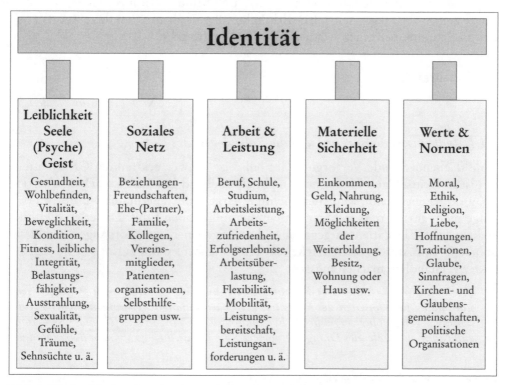

Abb. 5: Die fünf Säulen der Identität nach PETZOLD (1993, 1083)

Der Begriff „Leiblichkeit" bzw. „Leib" (Spalte 1) ist nicht zu verwechseln mit dem Begriff des Körpers. Leiblich ist das Erleben <u>am</u> und nicht im Körper. Zum Leib gehört alles, was man spüren kann und beschreibt das subjektiv Erlebbare (Schmerz, Hunger, Durst, Schreck, Erleichterung, Mattigkeit, Frische, Behagen, Ekel usw.). Dagegen ist der Körper der physiologische, anatomisch greifbare und sichtbare Teil des Menschen. Er kann gezielt berührt werden und durch Betasten und Sehen können Lage, Abstände und Grenzen festgelegt werden.

Am Beispiel der **Säule „Leiblichkeit"**[27] kann verdeutlicht werden, wie groß die Gefahr eines Identitätsverlustes (zumindest aber einer Identitätskrise) während des Schubs mit seinen spezifischen Belastungen bei einer CED ist. Das allgemeine Wohlbefinden ist schlecht, die Gesundheit stark eingeschränkt. Ein Erleben von leiblicher Integrität ist nicht vorhanden oder zumindest stark eingeschränkt, ebenso die Vitalität, Beweglichkeit, und die allgemeine Kondition. Die Belastungsfähigkeit tendiert gegen Null. Eine erfüllte Sexualität findet mangels Ausstrahlung (insbesondere in den Augen der Patienten) kaum noch statt. Gefühle zu spüren, Sehnsüchte und Träume zu haben, ist kaum möglich.

Das Merkmal Arbeitsüberlastung der Säule „Arbeit und Leistung" ist für CED-Patienten von großer Bedeutung. Oft spielt der Körper nicht mehr mit und es kommt zu Fehlzeiten und/oder zu Fehl- und Minderleistungen. Erfahrungsberichte zeigen aber, dass viele CED-Erkrankte alles dafür tun, um ihrer Berufstätigkeit nachzukommen, auch wenn es über ihre Kräfte geht.

5.4 Versorgung

„Nicht heilen, aber lindern."[28]

5.4.1 Medizinische Versorgung und die Rolle des Arztes

Eine flächendeckende Versorgung der teilweise schwer erkrankten CED-Patienten ist in Deutschland immer noch nicht ausreichend gewährleistet (BOCKEMEYER, 2009). Aber auch dann, wenn der „richtige" Arzt endlich gefunden wurde, ist noch lange nicht gesagt, dass sich der Patient gut aufgehoben fühlt. Die erlebte Hilflosigkeit der CED-Patienten gegenüber ihren eigenen Körpervorgängen macht sie abhängig von Ärzten. Schwierigkeiten treten meistens dann auf, wenn sie sich affektiv verständlich machen müssen.

> *„So kommt es, dass die Arzt-Patienten-Beziehung mit somatoformen Patienten sehr störanfällig ist. Vonseiten des Patienten wird nach anfänglicher unrealistischer Idealisierung des Arztes bei vergeblichen Behandlungsbemühungen und fehlender Symptomentlastung ein quälendes Drängen eingesetzt (das oft auch zu qualvollen Behandlungen*

---

27 Diese Verbindungen sind noch nicht wissenschaftlich verifiziert, sondern Erfahrungswerte, die auch in Patientenberichten (DCCV HOMEPAGE) nachzulesen sind.

28 Überschrift zum Artikel „Die Behandlung von Morbus Crohn und Colitis ulcerosa" zu finden unter KOMPETENZNETZ DARMERKRANKUNGEN (2009).

führt), das schließlich in enttäuschten Rückzug und in der Suche nach neuen idealisierten Helfern mündet." (Rudolf, 2010, 172)

Leider ist es immer noch so, dass viele Ärzte Schwierigkeiten haben, den Patienten mit seinen Theorien und seiner Lebenssituation in die Behandlung mit einzubeziehen, wie es Katrin Werwick in ihrem Aufsatz „Grenzen und Herausforderungen bei der Auswertung von Experteninterviews" (2009) feststellt, in dem sie die Sichtweise der Professionellen zum Thema „Umgang mit CED-Erkrankungen" erforschte. Sie kommt zu dem Schluss, dass dieser Experte (Arzt) zwar weiß, dass CED nicht heilbar ist, diese Tatsache aber nicht akzeptieren kann. Seine Haltung ist eher traditionell, das heißt, seine Behandlung beschränkt sich auf die Medikamentenvergabe und regelmäßige Untersuchungen.

> *„Sein innermedizinisches Wissen reicht nicht aus, um die Erkrankungen eindeutig feststellen zu können sowie deren Herkunft zu verstehen, da dies nicht dem klassischen Expertenwissen der Medizin entspricht. Ebenso wenig betrachtet er die Unterschiede in den Biographien seiner Patienten, oder misst deren Schilderungen das Maß an Bedeutung bei, das sie verdienen. Dabei wäre es wichtig, den Alltag und die Laientheorien der Patienten mit in die Behandlung einzubeziehen."* (Werwick, 2009, 10)

Dieses Einbeziehen des Mehrwissens der Patienten[29], das sie durch die Medien, insbesondere aber durch die eigene Körperbeobachtung oder durch den Austausch mit anderen Erkrankten, z.B. innerhalb von Selbsthilfegruppen erworben haben, fließt nicht in seine Behandlung ein.

> *„Somit findet eine eindeutige Sphärentrennung statt. Die Experten betrachten ihr Wissen möglicherweise als unantastbar. Infolgedessen stehen sie anderen Quellen sehr skeptisch gegenüber, sie könnten sich sogar in ihrer Professionalität angegriffen fühlen und Ignoranz gegenüber anderen Methoden und Fachbereichen ausüben."* (Werwick, ebd.)

Unterstützt wird diese Aussage durch eine neuere Studie[30] über die höchst unterschiedliche Wahrnehmung und Bewertung in Bezug auf Schwere und Bedeutung verschiedener Symptome für die Lebensqualität der Patienten von Ärzten, Assistenzpersonal und Patienten bei einer Cu. Danach scheint im Besonderen das Assistenzpersonal die Probleme der Betroffenen nicht richtig einzuschätzen, in dem z.B. die Probleme der Schmerzen und des Stresses seitens der Betroffenen sehr viel geringer angesehen wird.

Auch scheinen sich die Auffassungen zum Krankheitsverständnis und den Umgang mit der Erkrankung, wie auch zum Selbstbild und Weltbild von Arzt und Patient häufig zu unterscheiden (vgl. Leitlinie Cu, 2011, 99).

> *„So kommt es dazu, dass außerhalb der ärztlichen Versorgung Beratung und Hilfe von CAM-Therapeuten gesucht wird (z. B. bei Heilpraktikern). Nicht selten verfahren die*

---

29 Viele Betroffene sind selbst zu Darmspezialisten geworden. Damit sind sie „Experten in eigener Sache", wie es die DCCV auf ihrer Homepage schreibt.

30 S. Schreiber et al.: *Perception gaps between patients with ulcerative colitis and health care professionals: an online survive.* BMC Gastroenterology 2012, 12. Quelle: Bauchredner 112 (1), 2013, S. 3, 8, und 95

Betroffenen dabei ‚zweigleisig': Der Facharzt therapiert konventionell und der Patient sucht parallel nach weiteren Therapiemöglichkeiten, ohne dass der Arzt Kenntnis von den zusätzlich angewandten CAM-Verfahren erhält. (…) 50 % der CED-Patienten berichten ihren behandelnden Ärzten nicht vom Gebrauch der komplementären Therapie aus Angst vor herabsetzender Bewertung durch den Arzt. Andererseits fragen weniger als 20 % der behandelnden spezialisierten CED-Ärzte den Patienten nach dem Gebrauch von CAM. Um hier Gefahren zu minimieren, sollte eine ‚Zweigleisigkeit' der Therapie durch den Betroffenen vermieden werden und eine enge Abstimmung der Therapieverfahren erfolgen.“ (ebd.)

Für die Patienten wäre es von großem Nutzen, wenn der Arzt Selbsthilfegruppen vermittelt, die Familien und Angehörigen mit in die Behandlung einbezieht und das Expertenwissen seiner Patienten zur eigenen Erkrankung akzeptiert. Denn nur so lässt er sich die Möglichkeit offen, selbst vom Wissen seiner Patienten zu profitieren und seine Kenntnisse zu erweitern (vgl. WERWICK, ebd.).

Erst die notwendige gute Beziehung zu dem behandelnden Arzt schafft die vertrauensvolle Atmosphäre, in der die individuellen Informationen und Erklärungen der Erkrankung gegeben werden. Erst dann kann der Krankheitsverlauf durch Kombination von Selbstmanagement und patientenzentrierten Konsultationen verbessert werden (vgl. LEITLINIE CU, 2011, 94).

5.4.2 Versorgungsforschung

Die Versorgung und deren Ziele werden durch die Versorgungsforschung als ein fachübergreifendes Forschungsgebiet festgelegt, das die Kranken- und Gesundheitsvorsorge und deren konkrete Umsetzung zum Inhalt hat. Insbesondere das „Kompetenznetz Darmerkrankungen“[31] entwickelt patientenorientierte und effiziente Versorgungspfade, indem es grundlegendes und anwendungsnahes Wissen über die Praxis der Kranken- und Gesundheitsversorgung generiert und der Öffentlichkeit zur Verfügung stellt.

Die Patientenzufriedenheit ist sowohl in der ambulanten als auch in der stationären Versorgung ein wichtiger Bestandteil der Qualitätssicherung. Einige Merkmale von Zufriedenheit sind

– das Gefühl von Sicherheit durch zufriedenstellende Behandlung,
– die Qualität der ärztlichen Versorgung,
– das Vertrauen zum Arzt,
– die Arzt-Patient-Beziehung,
– die Wirksamkeit der medizinischen und therapeutischen Maßnahmen,
– die Information,
– Kosten,
– physische Umgebung.[32]

---

31 Zu finden unter: www.kompetenznetz-ced.de.
32 Mehr dazu bei KACZMAREK/KIESLICH, 2011.

5.4.3 Leitlinien

Leitlinien werden von medizinischen Fachgesellschaften aufgestellt und von der Arbeitsgemeinschaft der Wissenschaftlichen Medizinischen Fachgesellschaften (AWMF)[33] herausgegeben. Experten aus den unterschiedlichsten Gebieten kommen in einer so genannten Konsensuskonferenz zusammen, um einerseits die Qualität von wissenschaftlichen Veröffentlichungen und deren Aussagekraft und andererseits die in der Praxis gewonnenen Erfahrungen zu diskutieren. Dabei liegt das Hauptaugenmerk auf der Feststellung und Behandlung einer bestimmten Erkrankung.

> *„Sie sind also eine Richtschnur für Diagnose und Therapie. Sie legen offen, welche Untersuchungs- und Behandlungsmethoden nach dem aktuellen medizinischen Kenntnisstand einen besonderen Nutzen bewiesen haben, und setzen die wissenschaftlichen Forschungserkenntnisse (so genannte ‚Evidenzen‘) in praktische Handlungsempfehlungen um."* (IN DER SMITTEN, 2008, 7)[34]

In den Leitlinien Cu (vgl. LEILINIE CU, 2011, 96) wird darauf hingewiesen, dass diese Evidence-based-Medicine (EBM) bei einigen komplementären Verfahren nicht ausreicht, weil sie sich auf das salutogenetische Potenzial des Patienten beziehen, die einer nicht verblindeten Arzt-Patienten-Beziehung bedürfen, da korrigierende Interaktionen durch Verblindung zwischen Arzt und Patient nicht möglich sind.

> *„Salutogene Therapieansätze sind meist durch Lern- und Regulationsprozesse gekennzeichnet, die durch eine analoge Beziehungsgestaltung des Lehrers zu seinen Schülern gekennzeichnet ist und als dialogisch charakterisiert werden können. Ein Randomised-controlled-trial (RCT)-Studiendesign ist daher nicht immer durchführbar, dies ist bei einer EBM-Hierarchisierung zu berücksichtigen. Ferner zeichnen sich komplementär- und alternativmedizinische Verfahren meist durch komplexe Verfahrensweisen aus, die durch einfache Wirknachweise eines Einzelfaktors nicht zu belegen sind, sondern systemisch erfasst werden müssen."* (ebd.)

Leitlinien geben u.a. auch die Behandlung durch andere Berufsgruppen vor. Damit sind sie relevant für alle im Gesundheitswesen tätigen Berufsgruppen, also auch für die Musiktherapeuten. Die Nachvollziehbarkeit der Erfolge der Musiktherapie im Einzelfall und im Allgemeinen bei Betroffenen, Ärzten und Kostenträgern wird neben der Akzeptanz ein wichtiges Kriterium für ihre dringend notwendige Etablierung in den Leitlinien sein. Die in Abb. 2 gezeigten Überschneidungen von Musiktherapie und den Leitlinien zeigen einige Aspekte auf.

> *„Die Musiktherapie kommt deshalb nicht umhin, auf die Aufnahme in Leitlinien hin zu arbeiten, die Zugehörigkeit zum Behandlungskanon relevanten medizinischen Fach-*

---

33 Veröffentlicht von der Deutschen Gesellschaft für Verdauungs- und Stoffwechselerkrankungen (DGVS). Die Leitlinien für MC sind zu finden unter LEITLINIE MC, 2008; DGVS, 2008; IN DER SMITTEN, 2008. Die Leitlinien für Cu unter LEITLINIE CU, 2011.

34 Weitere Leitlinien sind zu finden unter dem „Beratungsdienstlichen Dienst des Deutschen Rentenversicherung Bund" (DRVB, 2003). Hier wird u.a. die Rehabilitationsbedürftigkeit bei Stoffwechsel- und gastroenterologischen Krankheiten beschrieben.

*gebieten dokumentieren. Denn: so etabliert Musiktherapie regional und in bestimm-
ten Tätigkeitsfeldern ist (besonders an Kliniken, die bereits auf hinreichend positive
Erfahrungen in der praktischen Anwendung zurückblicken), so ungesichert wäre sonst
ihre zukünftige Position im deutschen Gesundheitswesen als Ganzem."* (EVERS-GREWE,
2007, 313)

5.4.4 Verbände und Organisationen

Große Verbände, Organisationen und Zusammenschlüsse von unterschiedlichsten
Fachrichtungen sollen und wollen die Versorgungslage für CED-Erkrankte verbessern.

Das **Kompetenznetz Darmerkrankungen** (2009) ist ein Verbund aus spezialisierten Fachkliniken, niedergelassenen Ärzten und universitären Einrichtungen.
Das Kompetenznetz will das verfügbare Wissen über die Erkrankungen MC und
Cu vereinigen und systematisieren. Die Ziele sind das Projektmanagement und die
Organisation von wissenschaftlichen Forschungsprojekten im Bereich der medizinischen Grundlagenforschung, um die optimale Versorgung der Patienten zu
gewährleisten, indem die neuesten Forschungsergebnisse direkt die Betroffenen
erreichen sollen. Im Idealfall soll Wissenschaft und Praxis zusammen geführt werden.

Die **Stiftung Darmerkrankungen** (2011) wurde 2007 von auf CED spezialisierten Ärzten und Forschern gegründet. U. a. unterstützt sie die Ursachenforschung und die Entwicklung neuer Therapien. Darüber hinaus will sie Verständnis
und Akzeptanz für diese Krankheit in der Öffentlichkeit erhöhen. Außerdem unterstützt die Stiftung junge Menschen mit CED mit Stipendien für Aus- und Wei-
terbildungsvorhaben, Zusatzqualifizierungen und Umschulungen.

In den beiden oben genannten Organisationen ist die Patientenorganisation
Deutsche Morbus Crohn und Colitis ulcerosa Vereinigung (DCCV)[35] vertreten.
Die DCCV ist einer der größten und wichtigsten Selbsthilfeverbände Deutschlands
mit fast 20 000 Mitgliedern, das sind rund 20% aller Betroffenen[36]. Die wichtigste
Aufgabe dieses Verbandes ist es, den Betroffenen durch Aufklärung, Beratung und
Information bei der Bewältigung ihrer oft schwierigen Lebenssituation zu helfen
und sie zu unterstützen. Dazu gehören u.a. die Vermittlung von Ärzten, Kranken-
häusern und Kurkliniken sowie die Beratung bei Problemen mit Krankenkas-
sen und den Sozial- und Rentenversicherungsträgern. Verschiedene Arbeitskreise
(AK) zu den Themen „CED und Stoma"[37], „Pouch"[38], „Komplementärmedizin",
„Ernährung" und „Kind-Eltern-Initiative", um nur einige zu nennen, treffen sich

---

35 Alle Aussagen und Daten sind entnommen der DCCV HOMEPAGE.
36 Dazu kommen noch die Teilnehmer in Selbsthilfegruppen (SHG), die nicht in der DCCV organi-
    siert sind.
37 Stoma ist eine künstlich geschaffene Öffnung eines Hohlorgans zur Körperoberfläche, hier ist der
    Anus praeter gemeint (künstlich angelegter Darmausgang).
38 Pouch ist ein beutelförmiges Ersatzreservoir nach Entfernung des gesamten Dick- und Mast-
    darms.

regelmäßig und geben Ratschläge und Empfehlungen, wie z.B. der AK Ernährung, der Ess-, Koch- und Diätempfehlungen herausgibt.

Neueste Informationen werden durch das Mitgliederjournal „Bauchredner", online durch die Homepage mit den Newslettern der DCCV sowie durch Faltblätter und Broschüren veröffentlicht. Dabei wird versucht, wissenschaftliche Erkenntnisse von den (jährlich wiederkehrenden) neuen sensationellen Spekulationen zu unterscheiden.

Darüber hinaus organisiert sie so genannte Arzt-Patienten-Seminare (APS) mit Vorträgen und Workshops, die meist unter einem Schwerpunktthema stehen, und Fortbildungen über die verschiedensten Themen.

Die DCCV fördert, vermittelt und unterstützt den Aufbau und die Arbeit von lokalen **Selbsthilfegruppen (SHG)**. Hier treffen sich die „Experten in eigener Sache". Durch die offenen Kommunikationsstrukturen können die „intimen" Erfahrungen mit anderen gleichberechtigt ausgetauscht werden. Dabei geht es nicht darum, sich gegenseitig zu erklären, wie schlimm doch alles sei, was den Teilnehmern widerfahren ist, sondern um die Erfahrungen, wie sie mit dem „Schlimmen" bis jetzt fertig geworden sind und welche Möglichkeiten sie haben, zukünftig damit noch besser fertig zu werden. SHG sollten aber nicht als Ersatz, sondern als Ergänzung für die professionelle Hilfe angesehen werden.

Alle diese Netzwerke (insbesondere die Patientenorganisationen) geben den Patienten die Möglichkeit, sich aus seiner Isolation zu befreien, und sie spielen eine wichtige Rolle, wenn es um das Thema „Resilienz" geht (s. a. → Kap. 8.5.3).

6. Psychosoziale Ursachenforschung und Indikation für eine Psychotherapie bei CED

„Psychische Störungen sind eher eine Folge als eine Ursache des MC. Das Ausmaß der seelischen Belastung korreliert mit der Krankheitsschwere, beeinflusst die gesundheitsbezogene Lebensqualität und den Krankheitsverlauf. Psychosoziale Faktoren (Persönlichkeitsmerkmale, belastende Lebensereignisse, Alltagsbelastungen) sind in der Ätiologie des Morbus Crohn nicht gesichert. Studien zum Einfluss psychosozialer Faktoren auf die Entstehung des MC sind limitiert und haben eher hypothetischen Charakter. Der Einfluss psychosozialer Faktoren auf die Symptommanifestation und den Verlauf des M. Crohn ist allerdings evident." (LEITLINIE MC, 2008, 27)

Daraus folgt, dass neben der medikamentösen auch psychotherapeutische Behandlungsstrategien anzuwenden sind, besonders dann, wenn *„eine vermehrte psychische Symptombelastung mit Angst/Depressivität bzw. komorbide psychische Störungen"* vorliegen (ebd., 25). Befunde zeigen, dass die möglichen Angstprobleme und Depressionssymptome immer in Abhängigkeit vom Schweregrad der Symptome auftauchen (vgl. PETRAK, 2001, 34). Die spezifischen Belastungen wie häufige Krankenhausaufenthalte, Stoma, Operationen und Mangelernährung können mit dem Ausmaß depressiver Symptome zusammen hängen (ebd., 35). Prospektive Untersuchungen bei MC-Patienten konnten zeigen, dass Depressivität, Angstzustände, Stress und mangelnde Bewältigungsstrategien Risikofaktoren für eine höhere Krankheitsaktivität oder ein Rezidiv sind (vgl. ebd., 27; MOSER, 2011, 3; MOSER, 2012, 38). Die Zahlen zweier Studien divergieren jedoch sehr stark. Bei HANNÖVER et al. (2012, 94) ist die Wahrscheinlichkeit bzw. das Risiko, eine *depressive Episode* zu erleben, mit 25,4 % im Vergleich zur Allgemeinbevölkerung mit 8,4 % dreimal höher. Bei BÖHM/SCHMID-OTT (2010) wird die Zahl mit 20 % bis 50 % angegeben (bei der der Allgemeinbevölkerung mit 16 %), doch aufgrund der großen Streuung sind diese Werte wenig aussagekräftig. Auch ist der untere Wert von 20 % nur geringfügig höher als die Prozentzahl der Allgemeinbevölkerung. Auf der anderen Seite bedeutet der höhere Wert von 50 %, dass jeder zweite CED-Erkrankte zusätzlich an einer Depression leiden würde. Ein Grund für die unterschiedlichen Angaben kann darin liegen, dass sich die Merkmale einer Depression und die Merkmale von allgemeinen und spezifischen Belastungen sehr ähneln. Eine Diagnose von depressiven Episoden (nach ICD-10, F32) kann schnell gestellt werden, wenn die besondere Ätiologie einer CED nicht beachtet wird. Symptome wie Antriebslosigkeit, Appetitlosigkeit, Gewichtsverlust, mangelnde Flüssigkeits- und Nahrungsaufnahme und Libidoverlust kommen auch bei CED-Patienten vor. Deshalb besteht bei einer Diagnosestellung immer die Gefahr einer Pathologisierung des Patienten.

Auch stellt sich immer wieder die Frage, ob es sich „nur" um ein soziales Problem oder eine ernsthafte seelische Störung handelt. So kann z. B. die drohende Arbeitslosigkeit durch Schwerbehinderung nicht durch eine Therapie beantwortet werden, sondern nur durch Schaffen einer adäquaten Arbeit, die den Patienten in den Alltag zurückführt. Selbstverständlich gehören die psychologischen Folgen in die Therapie.

Der Deutsche Rentenversicherungsbund schreibt in seinen Leitlinien zur Rehabilitationsbedürftigkeit, dass durch psychische Beeinträchtigungen und durch eine unzureichende Krankheitsverarbeitung ein beträchtlicher psychotherapeutischer Behandlungsbedarf besteht, insbesondere bei einer hohen Krankheitsaktivität (DRVB, 2003, 23).

> *„Psychotherapeutische Interventionen sind bei psychischen Störungen wie Depressionen und Angststörungen, reduzierter gesundheitsbezogener Lebensqualität mit seelischen Belastungen und bei maladaptiver Krankheitsbewältigung indiziert."* (LEITLINIE MC, 2008, 29)

Im akuten Schub sollte eine Psychotherapie eher ressourcenorientiert, strukturierend und supportiv sein. *„Was kann ich wie?"* ist die zentrale Frage. Erst in der Remission ist es dann möglich, an den Konflikten zu arbeiten (VON WIETERSHEIM, 1999, 21). Die Frage lautet nun: *„Was kann ich warum nicht mehr?"*

Sorgen und Ängste der Betroffenen, dass sie bei Durchfällen und imperativem Stuhldrang nicht rechtzeitig eine Toilette erreichen, führen zu massiven Beeinträchtigungen im Alltag. Wenn die Betroffenen das Gefühl haben, dass sie ihre Ängste nicht kontrollieren können bzw. dass die Ängste sie beherrschen, vermeiden sie viele Alltagstätigkeiten (z.B. Berufstätigkeit, Ausbildung, Einkäufe) oder verlassen im schlimmsten Fall ihr Haus/Wohnung nicht mehr (schon der Gedanke, das Haus verlassen zu müssen, kann imperativen Stuhldrang auslösen), dann liegt eine multiple Situationsangst mit entsprechendem Vermeidungsverhalten, eine sogenannte Agoraphobie vor (vgl. HÄUSER, 2014).

> *„Auslöser können tatsächliche erlebte Inkontinenzepisoden oder Informationen über mögliche Stuhlinkontinenz sein. Chronifizierend sind Gedanken und Verhaltensweisen der Betroffenen. Die Agoraphobie ist eine konditionierte (=erlernte) Furchtreaktion, die durch innere Reize (z. B. körperlich: Bauchschmerzen und Stuhldrang bei aktiver CED oder gedanklich: „Hoffentlich muss ich jetzt nicht auf die Toilette gehen") als konditionierte Reize ausgelöst wird."* (HÄUSER, 2014)

Jedes Ziel einer psychotherapeutischen Intervention ist es, die Steigerung der Kräfte des Patienten zur schöpferischen Anpassung an neue Gegebenheiten zu aktivieren. Die Bewältigung selbst ist ein permanent anhaltender Lernprozess. Die Psychotherapie ist eine Hilfe, andere und neue Wege der Krankheitsbewältigung zu entdecken und zu erfahren. Sie gibt Unterstützung und aktiviert Selbstheilungskräfte. Letztendlich dient die Behandlung der Steigerung der Lebensqualität, bei der ein weitgehendes psychisches und soziales Wohlbefinden der Patienten angestrebt wird.

Nach dem augenblicklichen Stand reicht laut MOSER eine alleinige Diagnose für MC oder Cu für eine Indikation einer Psychotherapie nicht aus (MOSER, 2006, 224). Eine psychotherapeutische Begleitung und/oder Betreuung ist dann gegeben, wenn

- es an Bewältigungsstrategien fehlt,
- das Krankheitsgeschehen besser verarbeitet und die eigene Lebensqualität und -freude wieder erhöht werden muss,
- eine psychische Komorbidität (z. B. Depressionen, Angststörung, Traumatisierung) existiert,
- ein phobisches Verhalten, d.h. ein Vermeiden von angstbesetzten Situationen (Agoraphobie) nach Abklingen der Durchfallepisoden, vorliegt,
- zwischen körperlichem Zustand und subjektivem (leiblichen) Befinden eine Diskrepanz auftritt,
- zwischen psychischer Belastung und nachfolgender Aktivierung der Krankheit ein Zusammenhang besteht,
- das Arzt-Patienten-Verhältnis (Compliance/Adhärenz) gestört ist,
- der Patient von sich aus den Wunsch anmeldet[39].

Bei einer kombinierten internistischen und psychotherapeutischen Behandlung der CED können nach KLUSSMANN (KLUSSMANN/NICKEL, 2009, 184) folgende Prognosen gestellt werden:

- Die Remission zwischen den Krankheitsschüben wird verlängert.
- Die Dauer der Schübe wird verkürzt bzw. deren Intensität verringert.
- Sowohl durch die Verlängerung der Remission als auch durch die Verringerung der Intensität bei den Schüben wird weniger medizinische Versorgung in Anspruch genommen.
- Der Leidensdruck wird gemildert.
- Die soziale Wiedereingliederung kann gefördert werden.

6.1 Persönlichkeitsmerkmale

> *„Die Vorstellung, dass es bestimmte ‚Primärpersönlichkeiten' gibt, deren Risiko, eine chronische entzündliche Darmerkrankung zu entwickeln, erhöht ist, hat man eindeutig verlassen."* (REINSHAGEN, 2001, 74)

Es lassen sich demnach keine Persönlichkeitseigenschaften, psychische Störungen oder bestimmte Einzelfaktoren bestimmen, die in enger, kausaler Verbindung zu einer CED stehen. Ein einheitliches Persönlichkeitsprofil, wonach Menschen mit ähnlichen Persönlichkeitsmerkmalen in belastenden Lebenssituationen ähnliche Reaktionsmuster zeigen, lässt sich aus den seit 1945 geführten Untersuchungen

---

39 Zusammenstellung aus: WEISS, 2004; JANTSCHEK, 2008; HÄUSER, 2014; DCCV HOMEPAGE, 2012.

nicht erkennen. VON WIETERSHEIM (1999, 14) hat einige typische Persönlichkeitsmerkmale zusammengestellt, wie sie sich im Laufe der Zeit in unterschiedlichen Untersuchungen darstellten. Absurde, teilweise widersprechende Charakterisierungen über CED-Erkrankte werden von VON WIETERSHEIM aufgezeigt. Demnach hätten sie „diverse (?) psychiatrische Diagnosen" (genaueres wird nichts dazu ausgesagt), sie seien „analfixiert", „emotional unreif" oder aber an anderer Stelle „emotional – stabil", „zwanghaft", „ängstlich", „neurotisch – introvertiert", „depressiv", „aggressionslos" bzw. „aggressionsgehemmt", um nur einige zu nennen. Erst 1995 wurde in Studien gezeigt, dass Persönlichkeitseigenschaften wie Depressivität, Ängstlichkeit, psychosoziale Beeinträchtigungen und eine Verringerung des Selbstwertgefühls von der Krankheits<u>aktivität</u> abhängen[40] (vgl. VON WIETERSHEIM, ebd.).

> „Insofern ist es nicht möglich, aus einem vorliegenden Befund über psychische Eigenschaften ohne Kenntnis der momentanen Krankheitsaktivität auf eine zugrunde liegende Störung oder Beeinträchtigung der Persönlichkeit zu schließen. (…) Selbst wenn einheitliche Persönlichkeitsbezüge bei Morbus Crohn Patienten gefunden würden (was bisher nicht der Fall ist), bliebe immer noch die Frage, ob diese als Krankheitsfolge oder im Sinne einer schon prämorbid bestehenden Persönlichkeitseigenschaft, die eventuell zur Krankheitsentstehung beiträgt, zu verstehen sind." (VON WIETERSHEIM, ebd., 15)

Verlauf, Dauer, biographische Einwirkungen und die persönliche Krankheitsgeschichte der Patienten sind so unterschiedlich und individuell ausgeprägt, dass in der (psychotherapeutischen) Praxis solche vorgefertigten, schablonenhaften Standarderklärungen nicht viel weiterhelfen. Man kann überspitzt sagen, dass es so viele unterschiedliche CED-Erkrankungen wie Patienten gibt. Jede Krankheitsgeschichte ist anders und individuell, sodass die Stigmatisierung, CED-Erkrankte seien generell „psychisch labil", hätten psychische Defizite oder Fehlentwicklungen, nicht (mehr) aufrechterhalten werden kann und diese für eine Behandlung kontraproduktiv ist. Die Auseinandersetzung mit der Krankheit würde dann in neue, zusätzliches Leid schaffende Bahnen geleitet werden.

Psychische Auffälligkeiten werden als „sekundäre, krankheitsbedingte Veränderungen oder als komorbide psychische Störungen interpretiert" (LEITLINIE MC, 2008). Umgekehrt können psychische Verhaltensweisen leichter zu einer vegetativen Anspannungssituation führen. Deshalb ist jeder Therapeut aufgefordert, die individuellen Persönlichkeitsmerkmale – z. B. als Ergebnis frühkindlicher Erfahrungen – gemeinsam mit dem Patienten heraus zu finden. Aus Erfahrung würde ich von einer kohärenzlabilen Situation (s. a. → Kap 8.1.5) sprechen, in denen sich die Patienten befinden, insbesondere bei Neudiagnosen oder während eines Schubes. Bisweilen treten diese nur temporär auf. Während der Remissionsphase haben CED-Betroffene nicht mehr oder sogar weniger psychiatrische Störungen als Patienten mit anderen Erkrankungen oder Personen der Allgemeinbevölkerung, wie Untersuchungen herausgefunden haben (vgl. MOSER, 2006, 223). „Die psychoso-

---

40 H. FEIEREIS (1995) „Wirksamkeit psychotherapeutischer Maßnahmen bei Morbus Crohn" Lübeck, Medizinische Universität zu Lübeck, zitiert nach VON WIETERSHEIM, 1999.

zialen Schwierigkeiten scheinen meist in einem direktem Zusammenhang mit der Schwere der Erkrankung zu stehen" (ebd.).

CED-Patienten haben also keine prägnanten inneren Konflikte, die bedingt sind durch die Krankheit, sondern vielmehr Probleme mit Strukturen. Das passiv Erfahrene (z.B. eine Diagnose) kann emotional nur schwer ertragen werden. Das Leiden resultiert aus dem Ausgeliefertsein der Objektwelt oder aus dem Verlust eines Objektes, das unerträglich erscheint. Objektverlust als Verlust einer Bezugsperson ist hier zu erweitern in Verlust eines vertrauten etablierten Lebensmusters. Die erlebten Dinge geschehen im Außen und reißen den Patienten in einen Strudel hinein.

6.2 Das Biopsychosoziale Modell (BPS)

Die psychosomatische Sichtweise geht davon aus, dass die Krankheit eine bestimmte Aufgabe oder einen Sinn im Leben des betreffenden Menschen erfüllt. Dabei stellt sich die Frage, inwieweit die Erkrankung auf psychische Probleme oder einschneidende Lebensereignisse zurückzuführen ist. Die Krankheit wird als eine „Notlösung" für ein Problem gesehen, welches bisher auf einem bewussten Weg nicht gelöst werden konnte.

Chronisch entzündliche Darmerkrankungen (genauer gesagt, nur die Cu) wurden einst zu den klassischen psychosomatischen Erkrankungen gezählt, bei denen spezifische und ungelöste seelische Konflikte körperliche Symptome hervorrufen. Tatsächlich ist dieses Bild unter Patienten, teilweise auch unter Ärzten, noch verbreitet. Es gibt jedoch keinerlei Beweis für eine derartige Kausalität, dass eine psychische Genese für eine CED verantwortlich ist (WEISS, 2004, 15).

Die psycho-sozialen Variablen mit ihren potentiellen Einflussgrößen werden durch die klassische Psychosomatik außer Acht gelassen (vgl. EGGER, 2005, 4). Erst das bio-psycho-soziale Krankheitsmodell (BPS-Modell) kann diese Faktoren aufnehmen. Dieses Modell ist der bisher umfassendste Entwurf für eine psychotherapeutische Herangehensweise. Es befasst sich mit dem Einfluss psychosozialer Faktoren auf Entstehung, Umgang, Auswirkung und Bewältigung der Krankheit (WEISS, 2004, 15) und ist damit *„die bedeutendste Theorie für die Beziehung zwischen Körper und Geist"* (EGGER, 2005, 3).

Für ein besseres Verständnis des BPS-Modells ist eine Beschreibung des Krankheits- als auch des Gesundheitsbegriffs wichtig. Gesundheit ist die Fähigkeit, *„beliebige Störungen auf beliebigen Systemebenen autoregulativ zu bewältigen"* (ebd., 5). Auf der biomedizinischen Ebene erscheint die Gesundheit als somatische Unauffälligkeit. Die Gesundheit als vitales Erleben und Verhalten (Wohlbefinden, Vitalität) entspricht der psychologischen Ebene. Auf der (öko-)sozialen Ebene erscheint Gesundheit als gelungene Anpassung an die Lebens- und Umweltbedingungen.

Dem gegenüber steht der Krankheitsbegriff. Auf die drei Ebenen bezogen heißt das: Krankheit als somatische Störung, Krankheit als Störung des Erlebens und Verhaltens und Krankheit als Ergebnis einer pathogenen Mensch-Umwelt-Passform (vgl. ebd., 6). Krankheit stellt sich nach diesem Modell dann ein, wenn der Organismus die selbstregulative Kompetenz zur Bewältigung der Störungen nicht mehr zur Verfügung hat. Wegen der parallelen Verschaltung der Systemebenen ist es nicht so bedeutsam, auf welcher Ebene eine Störung vorliegt, sondern welchen Schaden sie auf der jeweiligen Systemebene bewirken kann (vgl. ebd., 5). Diese Verschachtelung der Ebenen ist in der Abb. 6 dargestellt.

Der Begriff „psychosomatische Krankheit" unterstellt, dass es Krankheiten gibt, die entweder psychosomatisch oder nicht-psychosomatisch sind. Beim BPS-Modell stellt sich nicht die Frage „biologisch" oder „psychologisch", sondern man geht davon aus, dass Krankheiten sowohl „biologisch" als auch „psychologisch" sind (ebd.). Somit sind sie kein Zustand, sondern können als ein dynamisches Geschehen angesehen werden.

Bezogen auf CED werden dementsprechend die Symptome wie Angst, Stress und Depressionen eher als Folge der Belastung, die dann auch einen negativen Einfluss auf die Genesung hat, und nicht als eine Ursache angesehen. Gerade bei diesen chronischen, oft schon langjährig bestehenden Erkrankungen wie der CED ist der entgegengesetzte Blickwinkel meist wichtiger, nämlich die Auseinandersetzung mit den Auswirkungen der Erkrankung auf das psychische Wohlbefinden und den Lebensalltag des Betroffenen insgesamt. Um die Ausgangslage zu erfassen, stellen sich für die Patienten folgende Fragen:

- Welchen Spielraum habe ich überhaupt trotz der Einschränkung durch meine Erkrankung für meine Lebensgestaltung?
- Wie reagieren andere auf meine Erkrankung und meine damit verbundenen Probleme?
- Bin ich für andere „zumutbar"?
- Bin ich selbstbewusst genug, meine Bedürfnisse offen zu vertreten und kann ich um Hilfe bitten?
- Wie werde ich mit der Angst vor Rückfällen oder einer Verschlechterung meiner Erkrankung fertig?

Genau hier passt die Musiktherapie, denn auch sie geht von diesem bio-psycho-sozialen Krankheitsverständnis seit der „Kasseler Konferenz Musiktherapeutischer Vereinigungen" in den *Kasseler Thesen zur Musiktherapie* (KASSELER KONFERENZ MUSIKTHERAPEUTISCHER VEREINIGUNGEN IN DEUTSCHLAND, 1998, 232f.) aus, indem sie ihre Methoden auf therapeutische, rehabilitative und präventive Aufgaben einstellt[41].

---

41 In Zeiten von knapper werdenden Ressourcen, Kostensenkung und Gewinnoptimierung bei gleichzeitiger Zunahme von Behandlungen stellt sich die Frage, ob solche zuwendungsorientierten, sprechenden und musizierenden Behandlungen noch Chancen haben. Durch die kostenorientierte Sichtweise droht mehr und mehr, dass die eigentliche therapeutische Aufgabe, sich dem Patienten in seiner Individualität, seiner Biographie und seiner Lebensumwelt zuzuwenden, in den Hintergrund gerät.

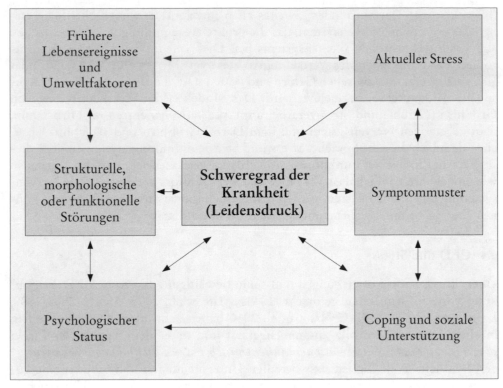

Abb. 6: Wechselwirkung über die Befindlichkeit der CED-Erkrankten durch die unterschied-lichsten, sich gegenseitig beeinflussenden Faktoren im biopsychosozialen Modell nach MOSER (2006, 225)

6.3 Das enterische Nervensystem (Bauchhirn)

Ein Forscherteam am Helmholtz Zentrum für Infektionsforschung in Braun-schweig hat inzwischen entdeckt, dass es zwischen dem Gehirn und dem Immun-system einen direkten Draht gibt. Die Immunzellen des Darms sind unmittelbar mit Nervenfasern und Nervenzellen verknüpft. Wie das Nervensystem die Im-munabwehr genau beeinflusst und welche Wechselwirkungen es möglicherweise gibt, ist allerdings noch unklar. Auf jeden Fall wird das Verständnis für den Ein-fluss der Psyche auf Krankheitsverläufe umfassender, insbesondere auch bei CED. Auch der umgekehrte Fall, bei denen das Darmgeschehen gleichsam auf die Psy-che schlägt, ist dann noch leichter zu erklären. Dies sind deutliche Erweiterun-gen gegenüber dem bisherigen Wissen über das sogenannte „Bauchhirn"[42]. Dieses

---

42 Pressemitteilung des Helmholtz-Zentrums für Infektionsforschung (HELMHOLTZ-ZENTRUM FÜR INFEKTIONSFORSCHUNG, 2007).

(bisweilen auch Darmhirn oder „zweites Hirn" genannt) ist wissenschaftlich gesehen das enterische Nervensystem, das die größte Ansammlung von Nervenzellen außerhalb des zentralen Nervensystems hat. Dieses neuroanale Netzwerk kontrolliert die Funktionen des Verdauungstraktes (vgl. MOSER, 2009, 12). Es findet also eine Interaktion zwischen Gehirn und Bauch statt, die als Gehirn-Bauch-Achse (Brain-Gut-Achse) bezeichnet wird. Das Modell erklärt die Verbindung von Großhirn (Gefühle und Stressverarbeitung), vegetativen Zentren im Hirnstamm, dem vegetativen Nervensystem und dem Darm. Großhirn und Bauchhirn sprechen demnach dieselbe Sprache. Stress und Stressempfindungen können über dieses System Einfluss auf Funktionen des Verdauungstraktes nehmen (ebd.), genauso wie umgekehrt, nämlich dass Vorgänge im Darm Einfluss auf das zentrale Nervensystem nehmen. Die meisten werden jedoch nicht bewusst wahrgenommen, können aber die Schmerzwahrnehmung erheblich beeinflussen.

6.4 CED und Stress

Über Stress, seine Auswirkungen und seine Bewältigung bei einer CED-Erkrankung wird am häufigsten geforscht (LEVENSTEIN et al., 2000; MOSER 2005/2009; LANGHORST 2008/2010). CÁMARA et al. 2010 haben zehn therapeutische Studien in einer Qualitätskontrolle zusammengefasst und unter dem Titel: *„Der Effekt stressreduzierender Interventionen auf chronisch entzündliche Darmerkrankung"* veröffentlicht. Auffällig ist, dass bei allen Untersuchungen und Studien eine *allgemeinverbindliche* wissenschaftliche Definition des Begriffs Stress fehlt (auch in den Leitlinien). In der Medizin hat sich die Definition von Stress als einer *„unspezifischen Reaktion des Organismus auf einen starken Außenreiz"* durchgesetzt (vgl. ROEDIGER, 2006, 52). Dennoch findet man in den entsprechenden Fachbüchern und Artikeln das Wort Stress in allen möglichen sprachlichen Komposita als Hilfskonstruktion, um so zu verdeutlichen, um was es geht: Stresswahrnehmung, -modell, -faktoren -belastung, -reaktion, -toleranz, -reduzierung, -minimierung, -antwort, -management, -bewältigungsstrategien, -bewältigungskompetenz, Distress und Eustress u. a.

Langzeitstress bzw. Dauerstress beeinflusst die Krankheitsaktivität und erhöht das Risiko von Krankheitsschüben (vgl. LEITLINIE MC, 2008, 27; ELSENBRUCH/ SCHEDLOWSKI, 2003, 73; LEVENSTEIN et al., 2000). Kurzfristiger Stress, einzelne negative Lebensereignisse und depressive Verstimmungen haben keinen Einfluss auf den Krankheitsverlauf (LEITLINIE MC, ebd.). Viele Betroffene sehen jedoch psychischen Stress als *„subjektives emotionales Erleben"* (RUDOLF, 2006, 45) und damit als einen Auslöser der Krankheit an, indem sie oftmals von zeitlicher Nähe von Konflikten und einer erhöhten Krankheitsaktivität berichten (vgl. MOSER, 2005, 28).

„Einerseits lösen die Darmerkrankungen Stress aus, andererseits kann Stress das Krankheitsbild verschlechtern. Beispielsweise verursacht CED Stress durch heftige Krankheitsschübe und Symptome, die wiederum zu depressiven Verstimmungen, Hilflosigkeit,

sozialen Problemen oder Rückzug führen können. Stress im Alltag, durch belastende Lebensereignisse und mangelnde soziale Unterstützung wirkt sich wiederum ungünstig auf das allgemeine Wohlbefinden aus, so dass Durchfälle und Bauchschmerzen zuneh- men und das Risiko eines Krankheitsschubs steigt." (SONNENMOSER, 2009, 29)

Objektiv von Bedeutung sind nicht einzelne Ereignisse, sondern eher andauern- de Belastungen, die als chronisch stressvoll empfunden werden. Langanhaltender Stress hat immer Auswirkungen auf den Organismus und steigert so die Symp- tomwahrnehmung (vgl. MOSER, 2005, 28). Das kann zur Folge haben, dass die da- mit verbundene Angst oder innere Anspannung die Darmpassage beschleunigen und die Häufigkeit und Intensität von Bauchschmerzen und Durchfällen erhöhen.

„[Die damit] verbundene Ausschüttung von Stresshormonen kann über das enterische Nervensystem („Bauchhirn") die Schmerzempfindlichkeit des Darmes erhöhen, zu ei- ner verstärkten Darmaktivität (Darmkontraktionen) führen und Entzündungsprozesse im Darm verstärken." (HÄUSER, 2014)

Inzwischen wurde in einer Studie eine Häufigkeit von (posttraumatischem) Stress bei fast 20% der Patienten mit einem MC festgestellt, die die ohnehin bestehende Herabminderung der Lebensqualität weiter verschlechtern (vgl. BEGRÉ/VON KÄ- NEL, 2012, 99).

7 Musiktherapie bei CED

„Darmspiegelung mit Musik"[43]

7.1 Versorgungslage

Es gibt bisher nur ein sehr reduziertes musiktherapeutisches Angebot für MC und Cu in Rehabilitationskliniken. In einer von der DCCV herausgegebenen Broschüre (DCCV, 2007) werden 32 Kliniken verzeichnet, die mehr als 150 Cu und MC-Patienten pro Jahr behandeln. Nur zwei davon bieten eine Musiktherapie an. Auch die anthroposophischen Kliniken haben aus ihrem Selbstverständnis einer ganzheitlichen Versorgung heraus die Musiktherapie als eigenständiges Verfahren in ihrem Angebot. In den psychosomatischen Kliniken ist die Musiktherapie zwar im allgemeinen Behandlungskontext integriert, doch ist sie immer noch kein etabliertes Verfahren. Laut Gesundheitsmagazin hatten nur etwa 30 Prozent aller Reha-Kliniken im Jahr 2009 die Musiktherapie im Programm, wobei die Musiktherapeuten meist in multiprofessionelle Teams mit den unterschiedlichsten Verfahren eingebunden waren (SCHMIDT/KÄCHELE, 2009, 8). In einer solchen Einbindung ist es natürlich schwierig, spezielle und ausschließliche Erfolge der Musiktherapie von den anderen Verfahren abzugrenzen.

Eine differenzierte Untersuchung, die sich speziell und ausschließlich mit CED-Patienten und der Musiktherapie beschäftigt, steht noch aus. Es gibt jedoch Untersuchungen, die (Teil-)Aspekte behandeln (s. Tab. 3). Auch ist es möglich, einige Aspekte und Ergebnisse von allgemeinen Untersuchungen über die *„Zufriedenheit und Einstellung psychosomatischer Reha-Patienten mit der Musiktherapie"* (KACZMAREK/KIESLICH, 2011) zu übernehmen. In dieser Untersuchung wurde u.a. der persönliche Gewinn oder Nutzen der Musiktherapie von den Patienten durch Fragebögen eruiert. Bei mindestens der Hälfte der Patienten hat die musiktherapeutische Behandlung geholfen, musikalisch offener zu werden, sich zu entspannen, die eigene Kommunikation zu fördern und die allgemeine Stimmung zu verbessern. Auch wurde deutlich, dass, je länger der Aufenthalt und damit je häufiger die Teilnahme an der Musiktherapie war, die Patienten umso mehr davon profitieren konnten. Patienten mit musikalischer Vorerfahrung, bei denen das Musikhören bzw. -machen eine wichtige Rolle in ihrem Leben spielte, konnten einen weitaus höheren Nutzen aus den musiktherapeutischen Angeboten ziehen (vgl. KACZMAREK/KIESLICH, 2011, 125f.).

---

43 Überschrift eines Artikels aus der Zeitung ‚Die Zeit' (GOERTZ, 2007)

7.2 Literatur- und Forschungsübersicht „Musiktherapie und CED"

Die Musiktherapie bei CED-Erkrankten kommt in der deutschsprachigen und in der internationalen Literatur und Forschung in nur sehr geringem Maße vor. Erste allgemeine Erfahrungen gibt es in Deutschland aus dem Jahr 1993 (Gudrun ALDRIDGE, 1993). Im Mittelpunkt dieser Beschreibung steht die erlebende Seite der Musiktherapeutin in der Begegnung mit CED-Patientinnen in einer Gruppe. Darüber hinaus gibt es sowohl im deutschsprachigen als auch im internationalen Raum nur wenige Forschungsarbeiten, die über einen Einsatz der Musiktherapie bei dieser Erkrankung durchgeführt und dokumentiert wurden. Die mir zugänglichen Arbeiten sollen hier kurz beschrieben und im Hinblick auf das Referenzsystem untersucht werden. Vorweg kann aber schon gesagt werden, dass alle Arbeiten die oben beschriebenen medizinischen und psychotherapeutischen Paradigmenwechsel nicht berücksichtigen (und auch nicht konnten, da diese erst in den letzten Jahren entdeckt bzw. sich durchgesetzt haben).

Die erste (und bisher auch einzige) klinische Evaluationsforschung wurde 1994 vom Lübecker Musikpsychotherapie-Modell dokumentiert (MALER/VON WIETERSHEIM, 1994). Dabei wurden als musiktherapeutische Ziele die Selbstfindung, die innere Gleichgewichtsregulierung sowie das Erkennen und Bearbeiten innerer Konflikte bei MC- und Cu-Patienten und anderen psychosomatischen Diagnosegruppen formuliert. Die Untersuchung wurde mit 200 Patienten mit unterschiedlichen Diagnosen durchgeführt. Davon hatten 27 Patienten eine Cu und 27 Patienten einen MC. Unterschiede zwischen den einzelnen Krankheitsgruppen (Bulimie, Schizophrenie, Anorexie, neurotischer Depression) wurden anhand von 16 Rating-Skalen wie Rhythmus, Gestalt usw. herausgearbeitet (vgl. ebd., 281). Das musiktherapeutische Geschehen teilte sich ein in ein Vorgespräch, drei Spielphasen sowie ein Nachgespräch. In der ersten Spielphase, dem sogenannten ‚Energiefeld', sollten die Patienten mögliche Spannungen auf den Instrumenten zum Ausdruck bringen. In der zweiten Spielphase, der ‚Klanglandschaft', spielten die Patienten auf ganz unterschiedlichen Instrumenten und entwickeln das Klangbild einer Landschaft. Dabei sollten Rhythmus, Melodie, Harmonie und der Klang selbst entwickelt werden. *„Die zunehmende musikalische Gestalt und individuelle Plastizität sind für den Musiktherapeuten dabei zentrale Anzeichen für die Zunahme an Gestaltungsautonomie und Identitätsbildung".* (ebd., 281) Die dritte Spielphase wurde als ‚meditativer Klangraum' bezeichnet und sollte zu einer Verlangsamung des musiktherapeutischen Spiels und zu einem Ruhepuls-ähnlichen Rhythmus führen.

> *„Das hier mehr verinnerlichte Zuhören, das Hineinhorchen in die Klangschwingungen der eigenen Töne löst nicht selten beim Patienten eine tiefe Betroffenheit aus. (...) Hier wird ein zentraler musikanthropologischer Wirkfaktor deutlich im Sinne einer Übereinstimmung, eines Stimmig-Werdens zwischen Handeln am Instrument, seelischer Empfindung und organischer Leiblichkeit."* (ebd., 281f.)

Bei der Untersuchung des musikalischen Ausdrucksverhaltens konnten keine bedeutsamen Unterschiede innerhalb der psychosomatischen Diagnosegruppen untereinander (Cu, MC, Anorexie, Bulimie) und im Vergleich zu Patienten mit neurotischer Depression sowie schizophrenen Psychosen festgestellt werden.

1995 beschrieben VANGER und andere (VANGER et al., 1995) einen Einzelfall einer 22-jährigen Patientin mit Morbus Crohn, bei der es sich in erster Linie um einen Trennungskonflikt handelte. In zwölf Sitzungen wurde die jeweils letzten 60 Sekunden einer musiktherapeutischen Improvisation beobachtet, mit der Fragestellung, ob sich dieser Konflikt auch in der Musik widerspiegeln würde. Es wurden zwei Faktoren ermittelt: Nähe und Aktivität. Während der Faktor „Nähe" über alle Phasen gleich blieb, nahm der Faktor „Aktivität" in der Endphase der Behandlung ab und spiegelte eine regressive Bewegung zu Passivität und Entschlusslosigkeit wider. Ob es einen Einfluss auf die Krankheitsaktivität gab, wurde nicht ermittelt.

Eine weitere umfassende Übersichtsarbeit zum Stellenwert der Musiktherapie bei einer CED stammt von David ALDRIDGE (1999). Die Ausgangsfragen seines Forschungsansatzes waren:
- Wie können Musiktherapeuten und Ärzte Gemeinsamkeiten und Übereinstimmungen in ihrer Arbeit erkennen (vgl. ebd., 245)?
- Wie kann die Sprache der klinischen Medizin mit der Sprache der musiktherapeutischen Praxis in Beziehung gesetzt werden (vgl. ebd., 260)?

Das Ziel dieser Arbeit ist es, die Kooperation in der klinischen Praxis zu fördern (vgl. ebd., 245).

Als Analyseform verwendete er die „Rules of Constitution". Bei dieser Methode werden konstitutive und regulative Regeln aufgestellt, die aus den klinischen Beschreibungen eines Therapeuten bezüglich der Improvisationen eines Patienten (hier CED) abgeleitet werden. Diese Regeln stellen eine Möglichkeit dar, klinisches Denken zu strukturieren. Sie können gemeinsam mit Klinikern benutzt werden, um festzustellen, ob solche Formulierungen ihrem Verständnis der Sache entsprechen. ALDRIDGE geht davon aus, dass improvisierendes Musizieren als einer im Spiel gefundenen Realität ein objektives Erscheinungsbild ermöglicht, denn *„hierdurch wird den Patienten die Möglichkeit zu Veränderungen zu einem konkreten sinnlichen Wahrnehmungszusammenhang ihres Seins eröffnet."* (ebd., 256)

Als erstes werden textliche Beschreibungen einer Therapeutin bezüglich der Improvisation eines Patienten zusammengefasst (vgl. ebd., 242). Diese können nun benutzt werden, um die konstitutiven Regeln herzuleiten. Konstitutive Regeln bedeuten: Ein Symptom gilt als Beweis für einen anderen Zustand. Mit diesen Regeln können unterschiedliche Begründungen und Bedeutungszuweisungen von Kontexten verglichen werden.

ALDRIDGE geht von einer Übereinstimmung eines physiologischen Systems und Parametern der Musik aus. Anhand der funktionalen Wirkung sollen Parameter – wie z. B. der Rhythmus – harmonisierend auf die aus der Balance gekommene Darmmobilität einwirken. Durch das kreative Musizieren wird eine heilende Wirkung erfahren, welche das Immunsystem positiv beeinflusst und zu einer Stärkung führt. Auch bietet das musikalische Spiel Möglichkeiten des emotionalen, wortlosen Ausdrucks. Die Nonverbalität der Musik wird somit zum Sprachrohr für Gefühle des Patienten. Dabei kann das improvisierende Musizieren dem vom Selbst losgelösten Symptom zu einem objektiven Erscheinungsbild der Erkrankung verhelfen (vgl. ebd., 266).

In der folgenden Tabelle 2 werden weitere Elemente der medizinischen Literatur und den musikalischen Ausdrucksweisen der Patienten gegenüber gestellt.

Tab. 2: Gegenüberstellung von zwei Beschreibungen einer CED (ALDRIDGE, 1999, 259).

Beschreibende Elemente aus der medizinischen Literatur	Elemente im musikalischen Spielen
Unterscheidung von Selbst und „Nichtselbst"	Nicht in Übereinstimmung mit sich selbst, unkoordiniert
Mangel an Darmbeweglichkeit	Mangel an rhythmischer Flexibilität, kein Aufgreifen von Tempoveränderung und Phrasierung
Zunehmend introvertiert	Ruhiges Spielen, kein Kontakt innerhalb des Spielens
Begrenzt in der Beziehungsfähigkeit	Schwierigkeiten, Kontakt in der musikalischen Beziehung aufzunehmen
Schwierigkeiten, Gefühlen Ausdruck zu geben	Schwierigkeiten, bestimmte Harmonien zu ertragen
Scheinbar guter Umgang mit der Lebenssituation, auch angesichts innerer Kämpfe	Es wirkt, als würden sie die Musik mitgestalten, aber zugrunde liegt eine chaotische Struktur
Abhängig	Keine Initiativen zur Musik, abhängig vom Therapeuten
Schwierig, Veränderungen zu initiieren	Schwierig zu behandeln, lange Behandlungszeiträume erforderlich

Das Prinzip einer Gegenüberstellung kommt einem psychosozialen Modell sehr nahe. Einschränkend muss jedoch kritisch angemerkt werden, dass sich seit der Veröffentlichung dieser Arbeit – wie oben beschrieben – sowohl die medizinischen Kenntnisse als auch die Einschätzung von Persönlichkeitsmerkmalen von CED-Patienten drastisch veränderten, so dass auch dieses Persönlichkeitsmodell inzwischen obsolet ist (vgl. SILBERMANN, 2010) und in dieser Form nicht mehr in der allgemeinen Psychotherapie benutzt wird. Die Frage stellt sich, ob unter den neuen Bedingungen eine entsprechende Ableitung möglich ist. ALDRIDGE selbst hat aber darauf hingewiesen, dass musikalische Ausdrucksweisen und das Verständnis über das, was passiert, *„auch andere Interpretationen"* zulassen (ALDRIDGE, ebd., 241).

Er kommt zu dem Schluss, dass die Musiktherapie bei CED der Ressourcener-haltung dient und gleichzeitig die Verbesserung der Versorgung begünstigt. Die durch die Musiktherapie geförderte Kreativität kann als Ressource für Verände-rung, Wandlung, Wachstum und Heilung angesehen werden. Dabei geht es ihm weniger um die Musiktherapie als einer Behandlungsform, sondern darum, dass *„in einem ersten Schritt eine Beziehung zwischen emotionalem Ausdruck und Kör-perbewusstsein herzustellen"* ist (ebd., 266), um letztlich eine Remission zu errei-chen bzw. zu erhalten. Wie viele andere Menschen, die an chronischen und/oder psychosomatischen Krankheiten leiden, symbolisieren und kommunizieren CED-Erkrankte ihre Not mit Hilfe von Symptomen. Da das Kommunikationsmedium der Musiktherapie ein ganz und gar non-verbales ist, kann es bei diesen ansetzen. *„Die Musiktherapie, die keine Verbalisierung erfordert, sondern allein die Aus-drucksfähigkeit anspricht, bietet sich als Medium an."* (ebd., 266)

Die Diplomarbeiten von M. RADICK (2007)[44] und von M. VOIGT (2003)[45] so-wie die Dissertation von R. BRENNSCHEID (2001)[46] sind Einzelfallanalysen. In den beiden letztgenannten geht es in erster Linie um die Problematik der psychischen Komorbidität Alexithymie. Beide Arbeiten gehen davon aus, dass die zu untersu-chenden Patienten nicht in der Lage sind, ihre Gefühle wahrzunehmen geschweige denn sie auszudrücken. Sie sehen ihre Krankheit funktional, das heißt rein körper-lich, denn sie nehmen nur die physischen Begleiterscheinungen wahr und begreifen sie nicht als Ausdruck eines Gefühls. Gleichfalls versachlicht erscheint das Gefühl für den eigenen Körper, dessen oft schwerwiegende Erkrankung bisweilen mit ei-ner Art stoischer Unbeteiligtheit ertragen wird[47].

VOIGT untersucht, ob sich die „Regulative Musiktherapie" bei Morbus Crohn-Patienten mit alexithymem Verhalten und Schwierigkeiten in der Gefühlswahr-nehmung besonders eignet. Im Rahmen einer Einzelfallanalyse einer 18jährigen MC-Patientin, die zu Beginn der Musiktherapie als alexithym eingestuft wurde, wird der Einfluss dieser Methode auf den Krankheitsverlaufes beschrieben und er-örtert

> *„Durch die symptomorientierte Vorgehensweise wird direkt an der Schwierigkeit, Ge-fühle wahrnehmen und beschreiben zu können, angesetzt. Ziel ist die stückweise An-näherung an das Symptom Alexithymie und das Erreichen einer möglichen inneren Flexibilität gegenüber Anforderungsleistungen."* (VOIGT, 2003, 80)

BRENNSCHEID beschreibt eine Verlaufsanalyse nonverbaler Affekt- und Phanta-sieinhalte einer Musiktherapie, insbesondere wird der affektive Bedeutungsgehalt

---

44 *„Der Einfluss musiktherapeutischer Interventionen auf die Krankheitsverarbeitung bei Kindern und Jugendlichen mit Diabetes Mellitus Typ-1 und Morbus Crohn"*

45 *„Morbus Crohn und regulative Musiktherapie – Morbus Crohn und Regulative Musiktherapie – Eine Einzelfallanalyse zur Untersuchung der Bearbeitung von Emotionsabwehr"*

46 *„Laufenlernen. Unbewußte Affekte, Konflikte und Phantasien bei psychosomatischen Krankheiten – Qualitative Analyse einer Musiktherapie bei einem Fall von Colitis ulcerosa"*

47 Daher scheint es manchmal, als kämen Patienten mit chronisch-entzündlichen Darmerkrankun-gen mit schwierigen Lebensumständen sehr gut zurecht (vgl. ALDRIDGE, 1999, 250).

einer therapeutischen Improvisation untersucht. Eine Parallelität zum alexithy-
men Symptomkomplex wird im nonverbalen und verbalen Therapieprozess ver-
gleichend dargestellt (vgl. BRENNSCHEID, 2001, 121). Die Untersuchung dient der
Erprobung einer qualitativen Forschungsmethodik nach LANGENBERG et al.[48] in ihrer Anwendung auf einen Einzelfall. Es werden Strategien entwickelt, um die Ergebnisse aus mehreren Einzeltherapien miteinander zu vergleichen. Dabei wird
besonderer Wert darauf gelegt, das Prinzip der Resonanzkörperfunktion nach
LANGENBERG[49] diesen Auswertungsschritten zugrunde zu legen (ebd., 118).

> *„Nach einer Improvisation können konflikthafte und affektiv gefärbte Vorstellungen
> signifikant besser im Gespräch geäußert werden als vor der Improvisation (...). Die
> gefundenen Motive sprechen im Kontext der krankengeschichtlichen Daten demnach
> mehrheitlich für eine defizitäre sprachliche Differenzierungsfähigkeit von Affekten,
> Konflikten und Phantasien."* (ebd., 117)

Alte Muster loszulassen und Verantwortung für das eigene Hinfallen und Wieder-
aufstehen zu übernehmen stehen für das Motiv Autonomie schlechthin. Es lässt
sich als Bestandteil des Bearbeitungsthemas *Wachsen* durch alle drei analysier-
ten Improvisationen verfolgen (vgl. ebd., 103). Die Ergebnisse der musikalischen
Improvisationen belegen einerseits eine Hilfe für Wachstums-, Reifungs- und
Verselbständigungsprozesse[50] und geben andererseits Hinweise auf einen Struk-
turierungsprozess von formaler Strukturlosigkeit zu inhaltlich bedingter Struktur
(vgl. ebd., 121).

In der oben erwähnten Arbeit von M. RADICK (2007) wurde der Einsatz musik-
therapeutischer Interventionen als Hilfestellung für eine Krankheitsverarbeitung
und -bewältigung bei einem Jugendlichen mit MC untersucht. Ziel war es, eine
Verbesserung herzustellen. Dazu wurden folgende musiktherapeutische Methoden
(ebd., 47ff.) eingesetzt:
– Das Wohlfühlbild (musikalisch gestützte Klang- bzw. Phantasiereise zu einem
  Kraftort bzw. zu einer Kraftquelle)
– Musikalische Kontaktspiele
– Begrüßungsrituale zur Einstimmung und Abschiedsrituale, um das Ende zu si-
  gnalisieren
– *Musikalische Flexibilisierung* durch freie oder gezielte Improvisation
– Symptomimprovisation
– Musikalische Rollenspiele (Realitätsimprovisation)

---

48 M. LANGENBERG, J. FROMMER und W. TRESS (1992) *Qualitative Methodik zur Beschreibung und
    Interpretation musiktherapeutischer Behandlungswerke.* Musiktherapeutische Umschau 4, S. 258–
    278.
49 M. LANGENBERG (1988) *Vom Handeln zum Be-Handeln: Darstellung besonderer Merkmale der
    musiktherapeutischen Behandlungssituation im Zusammenhang mit der freien Improvisation.* Fi-
    scher, Stuttgart.
50 *„Das Motiv Laufenlernen durchzieht dieses Protokoll wie ein roter Faden. Es beginnt mit der Su-
    che „um das richtige Verhältnis zueinander", spinnt sich als „zunehmende Verantwortung für ihr
    eigenes Handeln" fort und endet mit der Entwicklung „eigene(r) Konturen"* (ebd., 116).

- Vertonung von Naturgegebenheiten
- Körperperkussion zur Körperwahrnehmung
- Vibro-taktile Stimulation durch Spielen auf Instrumenten, deren Resonanzkörper auf den Körper des Patienten gelegt werden
- Musikalisches Selbstportrait (Zuordnung von Stärken und Schwächen des Patienten auf Instrumenten)

Mögliche Veränderungen wurden mittels eines Fragebogens zur Erhebung der Lebensqualität bei Kindern und Jugendlichen (KINDL®) eruiert. Leider wurden dabei keine signifikanten Verbesserungen erreicht, was in dem untersuchten Fall hauptsächlich zwei Gründe gehabt hat:

1. Der Patient bekam während der Behandlungszeit neue körperliche Erkrankungen (fiebrige Erkältung und Heuschnupfen) (vgl. ebd. 94).
2. Die Therapiedauer war zu kurz (sieben Stunden).

   „Gerade für chronisch somatische Erkrankungen, die mit täglichen Schmerzen einhergehen, sollte mehr Therapiezeit eingeplant werden, da die Jugendlichen sich sehr starr verhalten und Veränderungen nur zögerlich und in kleinen Schritten möglich sind. Durch die vielen medizinischen Eingriffe in ihr Leben sind sie auch misstrauisch geworden und benötigen mehr Zeit um Vertrauen aufzubauen." (ebd., 104)

Eine Zusammenfassung der oben genannten Untersuchungen und Forschungsarbeiten ist in folgender Tabelle 3 aufgeführt:

Tab. 3: Übersicht von musiktherapeutischen Forschungsarbeiten bei CED (Stand: 2013)[51]

Studie	Diagnose	Untersuchungs-methode	Musik-therapeutische Intervention	Resultat
MALER; WIETERSHEIM u.a. (Lübecker Musikpsycho-therapiemodell) (1994)	MC & Cu	Erhebung durch Rating-Skalen[51] Tiefenpsycholo-gisch orientiert	Gruppenimpro-visation mit bis zu 6 Teilneh-mern: Entwickeln von Klanglandschaf-ten	Zunahme des Ausdrucks innerer Betrof-fenheit durch Instrumente
VANGER et al. (1995)	MC (Trennungs-konflikt)	Einzelfall Rating durch Musiktherapie-kodiersystem	Improvisation	Abnahme der chronischen Aktivität
ALDRIDGE (1999)	MC	Einzelfallanalyse Konstitutive Regeln	Improvisation	Ressourcener-haltung

---

51 Nach SCHURBOHM/WIENERS (zitiert nach MALER/VON WIETERSHEIM, 1994, 282).

Studie	Diagnose	Untersuchungs-methode	Musik-therapeutische Intervention	Resultat
BRENNSCHEID (2001)	Cu Alexithymie	Einzelfallanalyse Analytische MT Qualitative For-schungsmetho-de & Resonanzkör-perfunktion nach Langenberg	Improvisation	Entwicklung von formaler Strukturlosig-keit zu inhalt-lich bedingter Struktur
VOIGT (2003)	MC Alexithymie	Einzelfallanalyse RMT	Rezeptiv	Erreichen von Flexibilität bei Anforderungen
RADICK (2007)	MC	Einzelfallanalyse Fragebogen zur Erhebung von LQ bei Jugend-lichen nach KINDL®	Verschiedene (Aufzählung im Text)	Keine Verbesse-rung des Befin-dens, keine Belas-tungsreduktion, verbesserte Körperwahr-nehmung

In dem Buch *Indikation Musiktherapie bei psychischen Problemen im Kindes- und Jugendalter* von FROHNE-HAGEMANN/PLESS-ADAMCZYK (2005) stellen die Autoren die Beziehung zwischen innerem Erleben und dem Symptom bei einer Cu in den Vordergrund. Dabei kann die Musik

> *„[den] Gefühlen Ausdruck geben, um so ‚psychische Verdauungsprozesse' anzuregen. Symptome können symbolisiert und damit bewusst werden, wenn die Musik in ihrer Funktion als Projektionsfläche benutzt wird. Die imaginative Kraft einer ‚Balsammu-sik', die für den entzündeten Darm erfunden und gespielt wird, kann Selbstheilungs-prozesse aus der Zellebene aktivieren (Musik als Ressource und Projektionsfläche), was wiederum zu psychischer Entlastung führt."* (ebd., 192)

Eine weitere Untersuchung stammt nicht von der musiktherapeutischen, sondern von der ärztlichen Seite. Im „Bauchredner" Nr. 88 (IN DER SMITTEN, 2007, 31), wird unter dem Titel „Das ist Musik in meinen Ohren" von einem Artikel aus dem „In-dian Journal of Gastroenterology" von 2006 berichtet, in dem 78 Patienten in zwei Gruppen eingeteilt wurden, von denen die einen während einer Koloskopie Musik zu hören bekamen.

> *„Es zeigte sich, dass die Patienten der Musikgruppe während der Behandlung weni-ger Sedierungsmedikamente benötigten und sich hinterher rascher erholten und wohler fühlten als die Patienten, die keine Musik gehört hatten."* (ebd.)

Derselbe Versuch wird in der Zeitschrift „Die Zeit" von Münchener Medizinern beschrieben, die zu dem gleichen Ergebnis kamen (GOERTZ, 2007). In beiden Artikeln (und Untersuchungen) wird auch auf mögliche Gefahren hingewiesen. Nicht erwünschte Effekte können entstehen durch Erhöhung der Pulsfrequenz beim Hören der Lieblingsmusik, durch Verbindung der Musik und damit negative Besetzung der Lieblingsmusik mit möglicher negativer Krankenhauserfahrung und die Angst vor Kontrollverlust bei unbekannter Musik. Von den Verfassern wird deswegen darauf hingewiesen, dass ein differenziertes Vorgehen unabdingbar ist. Man sollte durch Vorgespräche **über Vorlieben, Geschmack, Abneigungen usw. des Patienten Bescheid wissen,** welche Art von Musik gespielt werden soll, und danach entsprechend auswählen.

In einer kontrollierten Studie[52] bei 17 Betroffenen mit Colitis ulcerosa wurde die Wirksamkeit von entspannender Musik einerseits und die auf den Bauch bezogene Hypnose andererseits auf biologische Veränderungen hin überprüft. Eine Gruppe (9 Personen) hörte einmalig für 50 Minuten eine entspannende Musik, die andere Gruppe (8 Personen) erhielten einmalig eine Einzelsitzung mit einer speziell auf den Bauch gerichteten medizinischen Hypnose („Bauchhypnose"), die vorwiegend zur Stressverminderung und Verbesserung der Lebensqualität angeboten wird. Bei dieser Entspannungstechnik kommen durch Suggestionen der Therapeutin die Betroffenen in einen Zustand der angenehmen, tiefen Entspannung, bei der sie auch in der Lage sind

> „(...) bestimmte Körperfunktionen, die normalerweise bewusst nicht gesteuert werden können, allein mit Vorstellungskraft zu beeinflussen. (...) Die Therapie besteht aus mehreren Komponenten: Ich-stärkende Formeln, tiefe Entspannung und Vorstellungen von Bildern, die das Erlernen der Kontrolle über Funktionen des Darmes langsam ermöglichen. Bei der „Bauchhypnose" werden Bilder eines sich ruhig und rhythmisch-wellenförmig bewegenden Verdauungstraktes erzeugt, oft mit Assoziationen zu Meereswellen oder anderen schönen, angenehmen Bildern (Flusswanderung, Strand usw.). Dabei wird immer wieder der Verdauungstrakt in den Suggestions-Bildern eingebaut. Der Darm wird als gesund, mit schöner Schleimhaut ausgekleidet vorgestellt und heilende Botenstoffe können unbewusst einströmen." (MOSER, 2012, 39f.)

In der oben genannten Studie konnte bei den Betroffenen mit Hypnose im Vergleich zu denen mit Entspannungsmusik eine deutliche Entspannung und eine Reduktion von entzündungsfördernden Botenstoffen im Blut gemessen werden, während sich bei den anderen keine Veränderung in den Messwerten zeigte. Bei der Beschreibung des Versuchs wird jedoch nicht deutlich bzw. fehlt vollständig, welche Musik eingesetzt wurde, wer die Musik aussuchte (eigene oder vom Therapeuten ausgesuchte) und wie die 50 minütige Sitzung vorbereitet bzw. nachbereitet wurde.

---

52 Eine Beschreibung der Studie ist zu finden unter MOSER, 2012, 40.

8 Kriterien und Grundlagen
für ein musiktherapeutisches Konzept

Die folgenden theoretischen Überlegungen sind Voraussetzungen und Rahmenbedingungen für ein anwendungsbezogenes musiktherapeutisches Konzept. Dazu gehören die unter Kapitel 6 angegebenen psychotherapeutischen Grundlagen und das Setting.

8.1 Indikationen und Kontraindikationen für eine psycho-soziale Unterstützung

Für eine Indikationsstellung des hier vorliegenden Krankheitsbildes kommt nach ICD10 der Abschnitt F43 *„Reaktionen auf schwere Belastungen und Anpassungsstörungen"* (DIMDI, 2013) zum Tragen. Danach entstehen diese Störungen immer als direkte Folge einer akuten und/oder kontinuierlichen schweren Belastung. Sie sollten jedoch von den oben genannten komorbiden psychischen Störungen bei einer CED, wie den depressiven Störungen, Angststörungen oder Traumata, scharf abgegrenzt werden. Hier geht es allein um die seelische Belastung durch diese Krankheit und die entsprechenden unangenehmen Begleitumstände, ohne deren Einwirkung die Störung erst gar nicht entstanden wäre (vgl. DIMDI, 2013, ebd.). Die Anpassungsstörung ver- oder behindert erfolgreiche Bewältigungsstrategien, was *„aus diesem Grunde zu Problemen der sozialen Funktionsfähigkeit"* führt (ebd.). Es soll jedoch bemerkt werden, dass es bei dieser Störungsklassifikation in der Abgrenzung von normaler Belastungsverarbeitung zu einer gewissen *„Unschärfe"* (BENGEL et al., 2001, 18) kommen kann. Gemeint ist damit, dass eine Grenzziehung zu spezifischen Störungskategorien nicht immer möglich ist oder gar die Kriterien für eine spezifische Störung nicht erfüllt werden. BENGEL spricht in diesem Fall von einer *„Restkategorie"* (ebd.). Es scheint wenig sinnvoll zu sein, eine störungsbezogene Indikationsaussage zur Musiktherapie anhand eines ICD-Diagnosekatalogs zu erstellen (vgl. SCHMIDT/KÄCHELE, 2009, 14). Ob bei dem CED-Patienten eine Störung vorliegt (insbesondere bei den psychischen Komorbiditäten), kann nicht generell gesagt werden und muss in jedem Einzelfall detailliert überprüft werden.

Die meisten CED-Patienten stellen bei den Schilderungen ihrer Beschwerden natürlicherweise den körperlichen Aspekt ihres Erlebens in den Vordergrund. Die Erfahrungen von Erregung, Fremdheit und unangenehmer Empfindung werden nicht als Emotionen, sondern als Wahrnehmung von Körpersymptomen und Körpererleben beschrieben. Der eigene Organismus wird zum Mittelpunkt aller Empfindungen.

> *„Kaum etwas anderes ist dem Erleben so unmittelbar präsent und von so herausragender subjektiver Bedeutung wie die Erfahrung des eigenen Körpers. Es gibt allerdings eine psychologische und wohl auch eine soziokulturell begründete Sprachbarriere, die es schwer macht, für das Körpererleben Worte zu finden und sich anderen mitzuteilen."*
> (RUDOLF, 2006, 64)

Wenn der Patient seinen überflutenden, wenig ausgestalteten Emotionen ausgeliefert zu sein scheint, sich selbst nicht versteht und sich von allein nicht beruhigen kann, dann liegt eine strukturelle Problematik vor.[53]

> *„Das beinhaltet sowohl die körperlichen Aspekte von erlebten Emotionen wie auch umgekehrt die emotionalen Auswirkungen von Körperbeschwerden (z. B. Schmerz). Erwachsene mit somatoformen Störungen haben große Schwierigkeiten, diese Differenzierungen vorzunehmen. Sie verwechseln beide Aspekte, indem sie körperliche Affektkorrelate als Ausdruck von Körperkrankheit missverstehen und auf entsprechende Körperbehandlung, z. B. Operationen drängen."* (RUDOLF, 2006, 17)

Es fehlt den Patienten an Bewältigungsmöglichkeiten. Deshalb steht eine psychosoziale Unterstützung im Vordergrund, bei der der Therapeut den Patienten von seinem individuellen Strukturniveau abholt und gemeinsam mit ihm umstrukturiert und neu reguliert mit dem Ziel einer Stabilisierung der schon vorhandenen strukturellen Fähigkeiten der Persönlichkeit wie Selbstbild, Selbstkohärenz, Selbstabgrenzung und Selbststeuerung (vgl. RUDOLF, 2006, XI). In diesem Sinne können die psychosozialen Unterstützungsformen den strukturellen Unterstützungsformen gleich gesetzt werden.

Aus dem vorher Beschriebenen ergeben sich folgende allgemeine Indikationsgebiete, die eine psychosoziale und strukturelle Unterstützung erfordern:[54]
– das Fehlen von Bewältigungsstrategien,
– mangelnde Krankheitsverarbeitung,
– Orientierungslosigkeit,
– eingeschränkte Lebensqualität,
– fehlendes oder stark eingeschränktes Selbstbewusstsein,
– Sprachbarrieren,
– drohender Rückfall bzw. Verschlechterung der Krankheit,
– Krisen im Wert- und Sinnbereich.

Es gibt nur wenige **Kontraindikationen** für musiktherapeutische Interventionen. Bei einer Kurzzeittherapie (stationär und in der Reha) ist psychotherapeutische Musiktherapie nicht empfehlenswert, wenn
– zu viel Widerstand oder Ablehnung gegenüber der Musiktherapie geäußert wird, besonders dann, wenn Musik mit möglicher negativer Erfahrung verbunden wird;
– eine Krankheitseinsicht fehlt, so dass bei den somatischen Beschwerden und Erfahrungen keine Bezugnahme auf die seelischen Probleme möglich ist;
– überhaupt keine Motivation auf Seiten der Patienten vorhanden ist, und wenn *„Musik nur störendes Geräusch und Musizieren nur eine besonders unerträgliche Form von Krachmachen ist"* (HÜTHER, 2004, 16);
– ein Therapieauftrag fehlt;
– traumatische Erfahrungen mit Musik gemacht wurden.

---

53 In Anlehnung an die *„Strukturbezogene Psychotherapie"* nach RUDOLF (2006, 2010).
54 Die entsprechenden und konkreten Therapieziele befinden sich in Kap. 9 und jeweils einem musiktherapeutischen Verfahren zugeordnet.

Bei akuter Trauerreaktion, bei frischen psychischen Traumata (hier: nach schweren Operationen), bei schweren Depressionen sowie bei phobischen Angststörungen (hier: Angst vor jedem Toilettengang oder der Angst, dass keine Toilette in Reichweite ist) sollte auf die Musiktherapie in einer Gruppe erst einmal verzichtet werden.[55]

8.2 Setting

8.2.1 Atmosphäre

Eine gute Atmosphäre ist die Voraussetzung für ein gutes Vertrauensverhältnis, weil dann verstärkt *„stimmungskonforme Wahrnehmungen oder Denkinhalte"* (CIOMPI, 2007, 23) beachtet werden.

> *„In ängstlicher oder depressiver Verfassung (…) werden selektiv vorwiegend bedrückende oder Angst einflößende Aspekte ein- und derselben ‚Wirklichkeit' wahrgenommen, in freudiger oder entspannter Stimmung dagegen heitere und fröhliche."* (CIOMPI, ebd.)

Mit Atmosphäre ist hier eine *„präverbale und vorgestaltliche Erlebensform"* (WEYMANN, 2005, 237) gemeint. Sie schafft die Möglichkeit, in dem es zu der Berührung von *„innerer und äußerer Realität"* (ebd., 236) kommt. Dieser soll dazu beitragen, sich auf neue und ungewohnte Betätigungen und auf eine Begegnung mit sich selbst und anderen einzulassen. Erst dann können die Betroffenen über sich und ihre Krankheit reden. Sie erfahren das positive Gefühl, mit ihren Problemen nicht allein zu sein.[56] Ein angstfreies Klima macht Mut aktiv zu werden und durch gemeinsame Kreativität Impulse für eine Genesung zu schaffen. Eine Teilnehmerin sprach in diesem Zusammenhang von der *„ansteckenden Gesundheit"*.

Zu einer einladenden Atmosphäre gehören auch die räumlichen Voraussetzungen, die im Idealfall folgende Merkmale haben:

– Der Ort soll (wenn möglich) in einer schönen Umgebung liegen.
– Das Haus soll genügend Möglichkeiten dafür bieten, dass Gespräche und Begegnungen auch außerhalb der eigentlichen Arbeit stattfinden können (z.B. Gemeinschaftsräume).
– Der Raum soll ein angenehmer Ort sein, der einlädt sich zu öffnen und gleichzeitig Sicherheit gibt, um sich auf etwas Neues einzulassen. Er soll das sein, was LUTZ HOCHREUTENER einen „Safe Place" nennt (LUTZ HOCHREUTENER, 2009, 94ff.).
– Er soll Stille zulassen, sie erlebbar und spürbar machen. Er muss geeignet sein für eine Gruppenstärke bis zu 15 Personen, sollte einen Teppichboden und genügend Sitz- und Liegeplätze für Meditationen haben.

---

55 SCHMIDT/KÄCHELE (2009) haben in dem *Artikel Musiktherapie in der Psychosomatik* sowohl eine Tabelle zur Indikation und musiktherapeutisches Vorgehen als auch eine Liste von expliziten Kontraindikationen zusammengestellt (SCHMIDT/KÄCHELE, 2009, 14).
56 Gegebenenfalls können auch Familienangehörige in die Behandlung mit einbezogen werden, um familiäre Ressourcen zu aktivieren.

- Wenn Musik über eine Anlage gehört wird, soll vorher die Lautstärke entsprechend eingestellt sein. Es muss gewährleistet sein, dass es keine Störungen von außen gibt. Instrumente sind auf einem Tisch am Rand (oder in einem entsprechenden offenen Regal) gut sichtbar aufgebaut.
- Es sollen genügend Toiletten vorhanden sein, die relativ schnell erreichbar sein müssen.

8.2.2 Instrumente

Das vorhandene Instrumentarium und seine Darbietung gehören im weitesten Sinne ebenfalls zu einer guten Atmosphäre. Alle Instrumente sollten von jedem spielbar sein, das heißt technisches Können und erlernte Handhabung sind nicht wichtig. Alle Arten von Schlaginstrumenten, schwingungsreiche Klanginstrumente (Monochorde, Klangschalen, Gong, Körpertambura usw.) sowie auf Pentatonik gestimmte Saiteninstrumente haben sich für diese Arbeit als günstig erwiesen.

Die offene Anordnung der verschiedenen Instrumente soll die Teilnehmer einladen und neugierig machen. In besonderer Weise tun dieses exotische und fremde Instrumente. Auf eine lange und ausführliche Erklärung über Spielweise und spezielle Handhabung sollte verzichtet werden, denn die Vorstellung der Instrumente nimmt viel Zeit in Anspruch. Es hat sich als vorteilhaft erwiesen, die Handhabung vor oder während des Spiels zu zeigen, es sei denn, die Klienten fragen gezielt nach. Das Experimentieren und das Ausprobieren ohne Druck fördern die Lust und die Kommunikation untereinander.

8.2.3 Gruppentherapie

Die Erfahrung zeigt, dass das Setting einer Gruppentherapie den größten Nutzen aufweist. Im Idealfall sollte die Gruppengröße die Anzahl von 15 Personen nicht überschreiten, so dass den Bedürfnissen des Einzelnen noch Rechnung getragen werden kann. Sie sollte auch nicht kleiner als acht Personen sein, da besonders bei Gruppenimprovisationen und Rhythmusübungen das tragende und stützende Element der Gruppe von Vorteil ist.

Die Gruppe ermöglicht einen Erfahrungsaustausch unter den Peers. Ähnlich einer Selbsthilfegruppe können sich die Teilnehmer auf Augenhöhe begegnen und unterstützen. Damit wird die Gruppe zu einem stabilisierenden Faktor. Der Therapeut tritt hier (vorerst) als Moderator auf. Die Gruppe gibt dem Einzelnen Schutz, insbesondere bei einer Improvisation, bei der experimentiert, geübt und probegehandelt werden kann. Die Gruppenimprovisation ist Spielfeld für

- die Akzeptanz (alle leiden unter derselben Krankheit und keiner braucht dem anderen etwas erklären oder vormachen),
- das Verschieden-Sein (jede Krankheit verläuft anders) und
- das Abgrenzen-Können (jeder findet sein seinen eigenen Weg).

Auch wenn die Teilnehmer sich zum größten Teil fremd sind, so wissen sie doch, wovon die anderen reden. Sie müssen sich nicht verstecken. Die Schamgrenze sinkt, denn jeder weiß, dass, wenn jemand kurz den Raum verlässt, er eine Toilette aufsuchen muss.

Erlebnisbericht *(Gudrun, 40 Jahre alt, seit 5 Jahren an MC erkrankt):*
„Vom Ankommen bis zum Verabschieden war die Gruppe für mich und für mein Lernen in dieser Woche von enormer Bedeutung. Es war gleich zu Beginn viel Schweres im Raum, das die Gruppe scheinbar mühelos getragen hat. Mehr noch, ich habe sie als Katalysator empfunden. Da waren die Krankheit und Krisen, existentiell Bedrohliches. Alles hat die Gruppe tragen können. In meiner Wahrnehmung war es nicht zuletzt die Musik, die uns so stark miteinander zum Schwingen und Klingen gebracht hat, die tief empfundenen Erfahrungen und Erlebnisse mit der Musik."

Bei Reha-Maßnahmen erschließt sich den Patienten der Sinn einer Gruppe erst nach vielen Anläufen (vgl. TONN, 2010, 33), besonders dann, wenn es sich nicht um eine homogene Gruppe handelt, das heißt in diesem Fall, wenn Menschen mit vielen unterschiedlichen Krankheiten zusammen kommen. Meist werden in einer Anfangsrunde immer wieder die Symptome angesprochen.

Aufgrund der bewussteren Beschäftigung mit der Krankheit kann ein vorübergehendes Unwohlsein entstehen, weil Ängste und Sorgen kurzfristig in den Fokus rücken.

Erfahrungsbericht
Viele Teilnehmer bei meinen Wochenendseminaren haben bereits Erfahrungen mit der Musiktherapie, meist in einer Reha-Maßnahme, oder sie kamen aus anthroposophischen Kliniken, in denen sie mit musisch-künstlerischen Therapien in Kontakt gekommen waren. Die Bereitschaft, sich auf etwas Neues einzulassen, ist groß. Die meisten haben bei der Auseinandersetzung mit ihrer Krankheit und deren Folgen vieles über die schulmedizinische Behandlung hinaus probiert (Ernährungsumstellung, Meditation, Yoga, Psychotherapie, Osteopathie usw.) und oft sind sie Mitglieder von Selbsthilfegruppen. Mit anderen Worten, sie sind als gut informierte Menschen eher bereit, sich auf Hilfe und Selbsthilfe einzulassen, da sie mehr das Gefühl von Sicherheit und Selbstbestimmung haben als diejenigen, die sich den Problemen gegenüber hilf- und ratlos fühlen. An diesen Erfahrungsschatz kann ich anknüpfen, denn Therapie fängt immer da an, wenn anstelle von (Selbst-) Schuldzuweisungen Verantwortlichkeit an ihre Stelle tritt. Von daher sind sie keine „typische" Klientel, wie sie sich z.B. in den (unumgänglichen) „Zwangsgemeinschaften" der Reha-Kliniken zeigen.

> **Fallbeispiel**
> *Zu Beginn eines Wochenendes frage ich die Teilnehmer immer zu ihrer Motivation und zu ihren Erwartungen und Wünschen. Von Alfred (75 Jahre alt, seit 20 Jahren an MC erkrankt, über zehn Jahre in Remission[57], viele und gute Erfahrungen mit Meditation) erhielt ich die Antwort, dass ihn die Musiktherapie und die Musik eigentlich weniger interessiere. Davon habe er nämlich keine Ahnung. Auch wolle er kein Instrument lernen oder spielen müssen. Er gehe aber davon aus, dass ich als Musiktherapeut auch Musiker sei und als Musiker müsse man doch zuhören können, denn das bräuchte er. Eine aktive Teilnahme war dann dementsprechend. Meist hörte er nur zu, genoss aber das Zusammensein in der Gruppe und die Gespräche mit den anderen Betroffenen, mit denen er während und außerhalb der Sitzungen einen regen Austausch hatte.*

Die Gruppe dient als Übungsfeld und Erfahrungsraum, um neue Verhaltensweisen probehandelnd zu erleben. Dieses muss immer wieder erspürt und herausgearbeitet werden.

Bei zukünftigen Klienten sollte spätestens in einem Vorgespräch ausdrücklich darauf hingewiesen werden (und somit die Hemmschwelle vermindert wird), dass eine musikalische Vorbildung und Vorerfahrung keine Bedingung für eine Musiktherapie sei. Das bedeutet jedoch nicht, dass instrumentale Kenntnisse verboten sind, sie stellen aber keine Grundbedingung für eine (aktive) Teilnahme dar.

8.3 Salutogenese und Kohärenz

Die Salutogenese nach ANTONOVSKYS ist nicht das Gegenteil der Pathogenese in dem Sinne, dass es um Entstehung von Gesundheit als auch um deren Erhaltung als einem absoluten Zustand geht. Salutogenese meint, dass alle Menschen als mehr oder weniger gesund und gleichzeitig als mehr oder weniger krank anzusehen sind. Die Frage, die sich daher stellt, ist: Wie wird der Mensch mehr gesund und weniger krank (vgl. BENGEL et al., 2001, 24)?

Im Mittelpunkt steht dabei der Kohärenzbegriff bzw. das Kohärenzverständnis (sense of coherence – SOC), das die Sichtweise von Menschen für Zusammenhänge im Allgemeinen beschreibt. Je besser das Verständnis für Zusammenhänge ausgeprägt ist, desto eher können Probleme und Schwierigkeiten eingeordnet und in ihren Zusammenhang gestellt werden. Dies entlastet die Betroffenen durch den Bezug zu einem Kontext, ohne in alleinigem Maße die Schuld, Ursache oder den Anlass für Probleme auf sich zu nehmen. Kohärenz vereint

1. die Fähigkeit, Lebensereignisse und deren Zusammenhänge verstehen, erklären, einordnen, zuordnen, strukturieren und eventuell vorhersehen zu können (Verstehbarkeit);

---

57 Es gibt die medizinische Hypothese, dass mit zunehmendem Alter eine Entzündungsaktivität nachlässt.

2. die Überzeugung, genug Ressourcen zur Verfügung zu haben, um das eigene Leben zu gestalten und den Anforderungen gerecht zu werden (Handhabbarkeit), und

3. die Überzeugung, dass diese Anforderungen Herausforderungen sind, die Investitionen und Engagement verdienen, und dass es einen Sinnzusammenhang des Lebens gibt (Bedeutungszuweisung) (vgl. BENGEL et al., 2001, 29f.).

Je ausgeprägter das Kohärenzgefühl ist, desto gesünder ist der Mensch bzw. desto schneller wird er gesund werden und bleiben. Dieses Gefühl unterstützt und wirkt bei der Bewältigung von Spannungszuständen, bei der Verarbeitung von Stress, mobilisiert die Ressourcen und hilft gezielt, sich für gesundheitsförderliche Verhaltensweisen zu entscheiden (Compliance/Adhärenz) (vgl. ebd., 36f).

Patienten mit einem starken Kohärenzgefühl reagieren flexibel auf neue Anforderungen, zeigen eine enorme Anpassungsfähigkeit und können Grenzen (wie z.B. den Tod) anerkennen. Somit ist das Kohärenzgefühl niemals ein starres Gebilde, sondern flexibel bzw. dynamisch und wird ständig durch neue Erfahrungen beeinflusst.

Das folgende Fallbeispiel soll diese Überlegungen konkretisieren. Hier geht es um die Veranschaulichung von fehlenden Strukturen und die Bedrohung des Kohärenzgefühls:

Fallbeispiel

Als ich Frau G. (58 Jahre, seit 25 Jahren MC-Patientin, mehrere Operationen) das erste Mal kennenlernte, hatte sie kurz zuvor wieder eine Darmoperation hinter sich gebracht, bei der ihr ein nicht reversibler künstlicher Darmausgang (Stoma) gelegt wurde. Diese Tatsache erschütterte Frau G. nicht besonders – im Gegenteil, sie erhoffte sich dadurch mehr Lebensqualität durch mehr Unabhängigkeit und einen größeren Aktionsradius, denn die bis dahin ständigen Durchfälle schränkten sie doch stark ein.

Kurz vor der Entlassung aus dem Krankenhaus kamen ihr jedoch Bedenken und Zweifel, ob sie mit dem Wechseln der Beutel allein zurechtkommen würde. Bis dahin führte sie diesen immer in der Gegenwart einer Pflegeperson durch. Die bevorstehende Entlassung machte sie unruhig. Sie wusste, dass sie das „neue" Leben nur führen konnte, wenn die Versorgung des Stomas optimal angepasst ist. Sie verzweifelte angesichts der Vorstellung, den Anforderungen nicht gewachsen zu sein. Diese Bedrohung machte ihr solch einen großen Stress, dass ihr körperliches Wohlbefinden durch Unruhe und Angstgefühle stark eingeschränkt wurde.

In diesem Fall kann man von einem „subdepressiven Lebensgefühl" sprechen, bei dem die ursprüngliche Freude durch Sorgen, Bedenken und Zweifel zurückgedrängt wurde (RUDOLF, 2006, 47). Dennoch verbarg sich hinter ihrer Unruhe und Verzweiflung sehr viel Energie. Der Bedrohung des Kohärenzgefühls konnte in den Sitzungen insofern entgegengewirkt werden, als zuerst einmal Verständnis für diese Situation (Containment) durch den Therapeuten und die anderen Anwesenden gezeigt wurde, zum anderen durch sachliche Informationen, durch das Herausarbeiten von Sinn und Bedeutung der Situation für das Leben der Patientin und durch das Herausfinden der Resilienzfähigkeit. Hier konnte der Patientin aufgezeigt werden, was ihr bereits gelungen war. Bei den musikalischen Übungen mit dem Gong konnte sie die oben erwähnte Energie positiv für sich nutzen. In der Fortsetzung dieses Fallbeispiels (→ Kap. 9.4.1) wird beschrieben, wie Frau G. ihre Angstgefühle überwinden konnte.

Musik kann auch immer dann salutogenetisch wirksam sein, wenn die mögliche innere Ordnung eines Musikstückes vom Zuhörer (rezeptiv) erfasst wird bzw. vom aktiv Musizierenden zum Ausdruck gebracht werden kann.

> *„Diese Ordnung von Wiederholung und Wechsel, von Weiterentwicklung und Wiederfindung eines Themas erfüllt die entscheidenden Voraussetzungen für eine Aktivierung emotional-kognitiver Verarbeitungsprozesse: Überraschung durch Neuartigkeit, Vertrautheit durch Wiedererkennbarkeit und eigene Gestaltbarkeit durch Weiterentwicklungsfähigkeit."* (HÜTHER, 2004, 22)

8.4 Gestalttherapeutischer Ansatz

> *„Erwarte das Unerwartete."*
> Heraklit

Die Gestalttherapie als psychotherapeutisches Verfahren kann als ein besonders geeigneter Ansatz zur Einleitung von Veränderungsprozessen bezüglich der Kohärenz angesehen werden. Aus Sicht der Gestalttherapie kann Kohärenz als „salutogenetische Gestalt" bezeichnet werden, das heißt die eigene Handlungsfähigkeit wird innerhalb eines übergeordneten, sinnvollen Ganzen verstanden (vgl. HARTMANN-KOTTEK, 2004, 95). Der salutogenetische Ansatz ANTONOVSKYS steht dem Ziel der Gestalttherapie, der Integration, sehr nahe[58], denn *„die Kohärenz ist eine notwendige Bedingung für das Gestalt-Erleben sowie für die integrierende Organisationsform einer Gestalt."* (ebd., 94)

Die gestalttherapeutische Arbeit ist methodisch ein wachstumsorientiertes, emotional stützendes, kreatives, kommunikatives und experimentelles Verfahren mit dem Ziel, die persönliche Entwicklung und das Wachstum des Patienten zu fördern. Dabei geht es letztlich immer darum, festgeschriebene, eingeschränkte und einschränkende Aspekte der eigenen Identität zu erweitern und Polaritäten in ein spannungsvolles, kohärentes, stimmiges Miteinander zu bringen.

Der Begriff „Gestalt" bezieht sich auf die Organisation der Wahrnehmung der Person, die aus einzelnen Elementen immer ein sinnhaftes Ganzes – nämlich Gestalten – bildet und die aus einem Hintergrund in den Vordergrund tritt. Dabei wird die Gegenwart phänomenologisch betrachtet. Die Gestalttherapie orientiert sich demnach an der Bewusstheit (awarness) und an der Aufmerksamkeit/ Achtsamkeit, wobei heute die Bedeutung von „awarness" eher mit „Gewahrsein" als mit „Bewusstheit" übersetzt wird (vgl. HARTMANN-KOTTEK, 2004, 134). Ne-

---

58 Die Qualität von Kohärenz ist als eine mögliche Integrationsform anzusehen.

ben der Wahrnehmung und der Achtsamkeit gehören auch die Interpretation und die Einordnung des Klienten in die jeweilige Lebenssituation der Gegenwart dazu (Hier-und-Jetzt). Die Kostbarkeit des Moments zu erfahren ist eines der wichtigen Elemente der Wahrnehmung, eben auch weil er flüchtig ist und nicht verdoppelt, zurückgeholt oder eingesperrt werden kann.

Deshalb geht es in der Gestalttherapie nicht darum, dass bzw. warum Klienten ein Problem haben, sondern wie sie es haben. Die prozessorientierte Diagnose beschreibt weder den Charakter der Klienten noch die (z.B. biografische) Entstehung eines Problems, sondern das, was die Klienten tun, um ein Problem sich selbst gegenüber unlösbar erscheinen zu lassen. Die Beschreibung von Tätigkeiten anstatt von Charaktereigenschaften bzw. Problemen hat zunächst den entscheidenden therapeutischen Vorteil, dass sich Klienten zu Tätigkeiten meist alternative Möglichkeiten vorstellen können, wogegen der „Charakter" nicht veränderbar ist. Es gibt jedoch einen weiteren, mindestens ebenso großen Vorteil: Die Beschreibung von Tätigkeiten anstatt von Charakteren durchbricht die Analogie zur körperlichen Krankheit, denn nach gestalttherapeutischer Auffassung dient es nicht dem Heilungsprozess, das Problem nur zu benennen, sondern die Art und Weise zu betrachten, wie mit Problemen umgegangen wird, um sie gegebenenfalls zu ändern.

Umgestaltung und Bewältigung von Problemen geschehen durch Veränderung der (oben erwähnten) Strukturen und Strategien mittels Aktivierung kreativer Ressourcen. Zwei Merkmale der Gestalttherapie, die im nächsten Kapitel ausführlicher behandelt werden, möchte ich besonders hervorheben: den Wachstumskreis und die konkrete Arbeit an der (Kontakt-)Grenze. Einerseits sind diese Punkte ohne weiteres mit anderen Psychotherapien kompatibel, andererseits verdeutlichen sie den speziellen gestalttherapeutischen Prozessverlauf.

Ähnliche Entwürfe weisen die humanistischen Verfahren und die strukturbezogene Psychotherapie nach Gerd RUDOLF (2006) auf, in denen z.B. die therapeutische Beziehungsgestaltung in den Vordergrund gestellt wird, deren Natur immer der „Prozess" ist. Beziehungen und Begegnungen entstehen immer durch Kontakt. Für das vorliegende Konzept (und bei dieser Krankheit) bedeutet Kontakt aber auch immer im Dialog sein mit dem eigenen Körper.

Die Gestalttherapie hat Weiterentwicklungen anderer therapeutischer Verfahren vielfältig bereichert und ist selbst in der Lage kompatible Weiterentwicklungen bzw. Informationen aus den verschiedensten Sinnesgebieten zu integrieren. Insofern lässt sich der musikalische Ausdruck als eine der kreativen Quellen der Gestalttherapie nutzen, gleichberechtigt mit bildhaften Assoziationen oder dem Ausdrucksverhalten der Tanz- und Bewegungstherapie (vgl. SCHROEDER, 1995, 155).

8.4.1 Arbeit an der Grenze

Sowohl in der Einzel- als auch in der Gruppenarbeit werden die Patienten eingeladen, neue Erfahrungen zu machen, um für sich neue Wege zu entdecken. Dabei stoßen sie oft an Grenzen, die scheinbar fest sind, nicht verschiebbar, und die ihnen als natürlich erscheinen. Diese alten Strukturen sollen nun aufgelöst bzw. deautomatisiert werden (Destrukturierung), das heißt, dass ein Ganzes in seine Fragmente zerlegt wird (**nicht** Vernichtung!), um sie anschließend als Teile in ein neues Ganzes assimilieren zu können. Denn jede neue Assimilation kann nicht ohne vorherige Destruktion stattfinden, andernfalls wird eine neue Erfahrung unzerkleinert herunter geschluckt[59]. Dadurch wird sie nie zum Eigenen und nährt nicht. Dieses Bild kann sinnbildlich auf den Verdauungsprozess des Darms übertragen werden, der entweder mit diesen Brocken fertig werden muss und entsprechende Reaktionen zeigt oder die Verdauung wird im positiven Sinne angeregt und er kann seine Funktionen des Austausches der Nahrung vornehmen.

Destrukturierungsprozesse dienen also der Selbsterneuerung, die meist in einer Versöhnung endet. Krankheit ist demnach nicht nur das Pendant zu einem im psychosomatischen Sinn ungelösten Konflikt, sondern auch Ausdruck eines Bedürfnisses zu destrukturieren, um neue Grenzen zu finden (gemeint ist hier die Veränderung durch eine bzw. nach einer Krankheit).

Wenn es gelingt die Verlegenheit und Unsicherheit zuzulassen und zu akzeptieren und wenn die Grenzen erst einmal erkannt und anerkannt werden, dann gelingt auch der Kontakt mit dem Unbekannten. Diese Erfahrung erweitert die Grenze. Wird aber das Verlangen unterdrückt durch Vermeidung und Aufrechterhalten der strukturellen Fassade, dann bleibt man in den selbst gesetzten Grenzen und verzichtet auf bestimmte Erfahrungsbereiche.

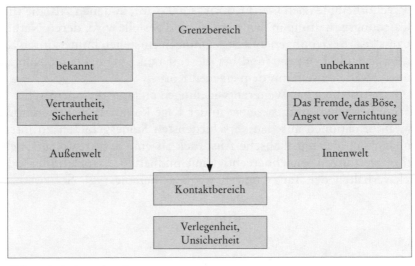

Abb. 7: Arbeit an der Grenze

---

59 In der Gestaltterminologie nennt man diese Kontaktunterbrechung „Introjekt".

8.4.2 Der Wachstumskreis

Der Wachstumskreis (auch Wandlungskreis) ist eine Weiterführung des gestalttherapeutischen Kontaktkreises. Eine Bewusstwerdung durchläuft einzelne Stadien durch das Erleben und Erfahren neuer Prozesse (s. Abb. 8). Die einzelnen Schritte in diesem Zyklus sind immer präsent, auch wenn sie sich wandeln oder der nächste Schritt in den Vordergrund tritt. Das Erleben wird als Ganzes gesehen und weniger als aufeinander folgende Teile. Auch gibt es immer wieder Querverbindungen. Ein lebendiger idealtypischer Prozess für eine erfolgreiche Potenzialentfaltung verläuft im Uhrzeigersinn. Eine Abfolge gegen den Uhrzeigersinn führt in Rückzug und Stagnation (vgl. HARTMANN-KOTTEK, 2006, 156f.).

Der therapeutische Prozess bei dem Patienten beginnt meist mit einem diffusen Gefühl von unterschiedlichen Empfindungen (Empfindungsphase). Die Welt wird sensorisch erlebt, was sich in einer Symptombeschreibung offenbart: körperliche

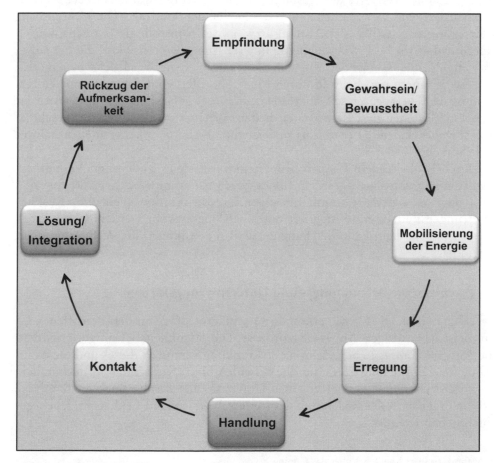

Abb. 8: Erleben und Erfahren im Kontaktzyklus (auch Wachstums- oder Wandlungskreis) nach HARTMANN-KOTTEK (2006, 157) und ZINKER (2005, 117)

Schmerzen, Ruhe- und Rastlosigkeit, Schlafstörungen, Schuldgefühle, Angstgefühle, Stress oder Orientierungslosigkeit. Oft kommt es zu einer Reaktionsbildung, die eine Notfallreaktion auf eine (nicht immer bewusste) Bedrohung oder
Gefährdung des Körpers darstellt. Die dabei aufkommende Angst oder Erregung
wird vermieden. Stattdessen wird der Patient empfindungslos, starr vor Entsetzen
(Schock) oder er ignoriert die Bedrohung („Nicht-Wahrhaben-Wollen").[60]

Erst durch das Bemerken und das Gewahrsein der Gefühle, Empfindungen,
Ideen und Bedürfnisse können sie auch mitgeteilt werden (Bewusstheitsphase).
Oft wird dieses als Konfrontation erlebt und kann zu Widerständen führen. In
der nächsten Phase wird die Energie mobilisiert, die Erregung steigt. Diese Mobilisierung kann sehr konfliktreich sein, weil die Frage entschieden werden muss:
Beharren oder Loslassen, Zurückhalten oder Ausdrücken. Ein permanentes Suchen nach neuen Deutungen und Bedeutungen der Empfindungen findet solange statt, bis man sich für eine Handlung entscheidet. Zu dieser Phase gehört das
Akzeptieren des Verlustes der Gesundheit, wie sie vorher war, das Loslassen von
alten Mustern und Gewohnheiten und das Stellen der Sinnfrage. Die aufkommende Erregung zeigt sich in der Atmung bzw. in der Kontrolle des Atmens. Durch
Experimente[61] wird die Wahrnehmung innerer Impulse intensiviert, die der äußeren weitgehend ausgeblendet. Möglichst viele nonverbale Ausdrucksebenen (also
auch das Erfahren und Erleben durch Musik) werden vom Patienten mit Unterstützung des Therapeuten selbst übersetzt, in Worte gefasst und somit transparent
gemacht. Verstehen und Reflektieren helfen, Erlebtes zu integrieren. Manchmal
aber ist wahrnehmende Erkenntnis ausreichend und braucht keine intellektualisie-
rende Sprache.

Durch Probehandeln können neue Strukturen, neue Rollen und Verhaltensmöglichkeiten entwickelt werden, bis es zu einem stimmigen Kontakt mit sich
selbst oder zu anderen kommt. Lösungen, Neustrukturierungen und (Re-)Sta-
bilisierungen können nun integriert und im Alltag erprobt werden. Gelingt dieses authentisch, dann kann der Patient zur Ruhe kommen, die Aufmerksamkeit
schwindet.

8.5 Psychosoziale Behandlungs- und Unterstützungsformen

Die Diagnose, an einer CED erkrankt zu sein, erfordert von den Betroffenen einen meist lebenslangen Anpassungsprozess. Die Krankheitsbewältigung wird so
eine Aufgabe für das Leben, denn die Erkrankung verändert dieses und die damit
verbundene Einstellung zu Gesundheit, Leiden und „Normalität" grundsätzlich.
Deswegen gehören zu den allgemeinen Unterstützungsformen auch die Sinnfrage
und die Frage nach der Bedeutung des (unterschiedlichsten) Leidens im lebensge-
schichtlichen Kontext.

---

60 Mehr dazu in → Kap. 8.5.4 über das Coping.
61 Das Experiment ist ein fast traumhafter, hypnoider Begegnungsraum mit dem eigenen Unbewuss-
    ten (vgl. HARTMANN-KOTTEK, 2006, 23).

Voraussetzung für ein Gelingen einer geeigneten Antwort während des gesamten Prozesses ist eine positive Beziehung zwischen Patient und Therapeut. Entscheidend für den Erfolg ist, *„dass eine gute Vertrauensbasis herrscht und die Gespräche in ruhiger Atmosphäre und ohne Zeitdruck geführt werden können".* (DCCV HOMEPAGE, 2012) In einer idealen Beziehung kann während eines Gesprächs etwas in Worte gefasst werden, was vorher nicht möglich war. Das Gegenüber hilft, Gefühle zu sortieren. In professioneller Form findet das in den Psychotherapien statt, in laienhafter (aber damit nicht weniger wichtiger) Form in den SHG. Wenn die Patienten ihre Gefühle oder Erlebnisse nicht in Worte fassen können, dann kann der Therapeut (oder auch ein anderes Mitglied der SHG) helfen, diese mit Abstand aufzunehmen, darüber nachzudenken und sie in Worte zu fassen. So wird ein Gespräch möglich, in dem Gefühltes nun auch gedacht werden kann bzw. darf.

Alle folgenden psychosozialen Behandlungs- und Unterstützungsformen dienen der Krankheitsverarbeitung sowie der Förderung des Kohärenzgefühls, wobei die Erhaltung und Steigerung der Lebensqualität im Vordergrund steht, egal in welchem Stadium sich der Patient befindet.

Komponenten zur psychosozialen Unterstützung sind:
- das **Containment**; das Auffangen und Halten des Patienten mit dem Ziel, Gefühle und Erlebnisse in Worte fassen zu können;
- die **Bewältigung von Stress** (Auflösen eines Spannungszustands);
- die Stärkung der **Resilienz** durch Aktivierung und Mobilisierung der eigenen **Ressourcen** (Widerstandsressourcen);
- die Entwicklung von **Copingstrategien**;
- die Förderung der **Compliance/Adhärenz**.

Das Knäuel der Doppel- und Mehrdeutigkeiten dieser Begriffe, die inhaltlichen und sprachlichen Überschneidungen sind immanent und reziprok. Alle folgenden Punkte bedingen sich wechsel- bzw. gegenseitig und beziehen sich u.U. aufeinander. Es gibt Redundanzen, Zusammenhänge und Querverbindungen, so dass es schwierig ist, eindeutige Grenzen zu ziehen. Einige Faktoren können auch als Teil bzw. als Unterpunkt eines anderen Begriffs angesehen werden, z.B. dass sich die „Compliance/Adhärenz" durchaus als Teil eines Coping Musters darstellt oder dass „Stressbewältigung" Ressourcen aktiviert. Daher soll durch diese Aufteilung eine Definition theoretisch erfasst werden, um das Gemeinsame und das Unterschiedliche der psychosozialen Faktoren heraus zu arbeiten. Eine genauere Unterscheidung dient also „nur" der Systematisierung und der besseren Orientierung.

8.5.1 Containment

Wenn ein Patient seinen überflutenden, wenig ausgestalteten Emotionen ausgeliefert zu sein scheint, sich selbst nicht versteht und sich von allein nicht beruhigen kann, dann ist weniger die aufklärende Psychotherapie gefragt als erst einmal die Stabilisierung des Patienten. Der Therapeut unterstützt ihn, in dem er einen Rahmen anbietet (Containment), das Vertrauen schafft, indem er ihm Verlässlichkeit, Orientierung und Sicherheit anbietet. Dabei sind Trost und Mitgefühl zwei wichtige Merkmale von Containment und gehören zum Auffangen und Halten des Patienten dazu. Gemeint sind dabei aber nicht Mitleid, Beschwichtigungen oder Helfen, sondern Unterstützung bei der Leidensannahme, bei der Nähe und Kontaktanbahnung zu Anderen, bei der Hinwendung zu Humor und Satire aber auch beim Trauern und Aufbegehren (vgl. REDDEMANN, 2006, 34ff.).

Dabei ist die Musik in besonderem Maße geeignet, dieser Haltefunktion gerecht zu werden.

> *„Lieder und musikalische Formen mit einem klaren Aufbau, Anfang und Ende, die im Spiel auch variiert und ausgestaltet werden können, sind stabilisierend und vertrauensbildend, weil sie Struktur, Grenze und Ordnung bieten. In dieser Funktion kann Musik durch gleichbleibendes Tempo, verlässlichen Rhythmus, klare Struktur und Form, durch Wiederholungen und Ostinati Zeitabläufe und Zeitverhältnisse übersichtlich gestalten. Alle musiktherapeutischen Rituale wie etwa Begrüßungs- und Abschiedslieder singen dienen der Vermittlung von Sicherheit, der Stabilisierung und der Ichstärkung.“* FROHNE-HAGEMANN/PLESS-ADAMCZYK, 2005, 96)

8.5.2 Stressbewältigung

Der häufig verwendete Begriff Stress bezieht sich nicht auf eine besondere Terminologie (s. a. → Kap. 6.4). Für diese Konzept wird hier ANTONOVSKYS Definition von Stress als Grundlage übernommen, denn es sind physikalische, biochemische oder psychosoziale Reize (Stressoren), die Stress auslösen (s. a. → Kap. 5.2 über die spezifischen Belastungsfaktoren). Diese Reize kann man nur über ihre Wirkungen erkennen, aber nicht vorhersagen. Man weiß also nicht, wie man in einer bestimmten Situation regieren soll. Auf der körperlichen (biologischen) Ebene hat man das Gefühl von innerer Anspannung, Verspannung oder Enge. Der Körper hat dabei die zentrale Aufgabe, diese Spannung zu bewältigen. Er ist aktiviert, indem er z.B. vermehrt Hormone (Adrenalin) ausschüttet, mit der Folge eines stärkeren Herzschlages, tieferer Atmung, Schwitzen, leichtem Zittern u. ä. (Bereitstellungsreaktion). Gelingt ihm dieses, hat das eine *„gesunderhaltende bzw. gesundheitsfördernde Wirkung“* (BENGEL et al., 2001, 33). Gelingt ihm dieses nicht, wird jede Situation als belastend empfunden (chronische Belastung) und es entsteht ein Gefühl von Überforderung, das Hilf- und Hoffnungslosigkeit nach sich zieht (Distress) (s. Abb. 9).

Es geht nicht darum, Stress zu vermeiden, sondern um einen gesunden Umgang mit einer Situation, die Stress verursacht (Eustress) (s. Abb. 10). Um sich nicht nur als Opfer zu sehen, ist das Annehmen, Anerkennen und Akzeptieren dieser Situation sehr wichtig, um letztlich gezielt an Verbesserungen arbeiten zu können. Dieses Bejahen bedeutet aber auch, einen hohen Kohärenzsinn zu haben.

Speziell für CED-Erkrankte wurde im Rahmen der „Ordnungstherapie"[62] ein Programm zur Stressbewältigung entwickelt (DCCV, 2003; LANGHORST/DOBOS/

---

62 Die „Ordnungstherapie" hat sich aus der Mind-Body-Medicine (MBM) entwickelt. Sie ist eine von der Harvard Universität begründete Therapie, die sich vor allem der Behandlung von krank-

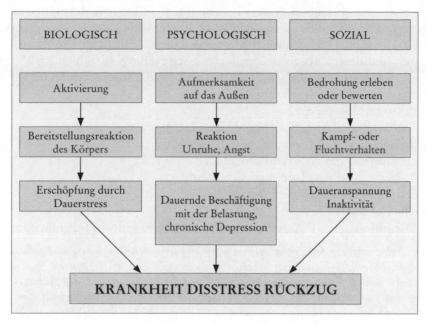

Abb. 9: Entstehung von Stress unter bio-psycho-sozialen Gesichtspunkten nach ROEDIGER (2006, 55)

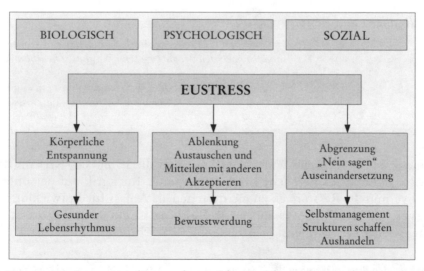

Abb. 10: Umgang mit Stress unter bio-psycho-sozialen Gesichtspunkten nach ROEDIGER (2006, 55)

PAUL, 2008). Im Mittelpunkt dieses Programms steht die Idee der Achtsamkeit. Das Training zur Achtsamkeit ist eine Methode, die versucht, eine Re-Integration in das Leben zu bringen. Das Training fördert neben dem Umgang mit Stress auslösenden Faktoren und dem achtsamen Umgang mit schwierigen Gefühlen und Schmerzen folgende Kompetenzen, die von Bedeutung bei einer chronischen Krankheit sind:

- Selbstbewusstsein und Selbstakzeptanz,
- emotionale Intelligenz,
- Kreativität und die Entwicklung neuer Sichtweisen,
- Offenheit und Entdecken eigener Ressourcen,
- Verbesserung der Konzentrationsfähigkeit,
- Förderung von Ausdauer und Gelassenheit,
- Förderung höherer Toleranzschwellen,
- mehr Lebensfreude[63].

Laut Definition der MBM geschieht all das durch kognitive Techniken, die

> „(…) einerseits auf das Erkennen von selbstschädigenden Gedanken und auf das Ersetzen durch förderliche Gedanken ab[zielen]. Zum anderen werden mittels Spannungsregulations- und Visualisierungsverfahren die mentalen Fähigkeiten der Aufmerksamkeitslenkung, der Präsenz im Augenblick und der Imagination entwickelt, vor allem um bewusste Entspannung und Erholung zu fördern." (MIND-BODY-MEDICINE, 2012, 3)

Wenn von Stress die Rede ist, dann muss auch immer ein drohender oder tatsächlicher Ressourcenverlust betrachtet werden, denn „(…) Stress ist eine durch dauernde Störung der rhythmischen Lebensbalance entstehende Verwirrung der Abwehr- und Ausgleichskräfte des Organismus." (HEGI, 2010, 243)

8.5.3 Resilienz und Ressourcenaktivierung

> *Frage nicht nach den Defiziten „Was fehlt Dir?",*
> *sondern nach den Möglichkeiten „Was hast Du schon geschafft?"*
>
> *Hoffnung ist nicht die Überzeugung, dass etwas gut ausgeht,*
> *sondern die Gewissheit, dass etwas Sinn hat,*
> *egal wie es ausgeht.*
> *(Vaclav Havel)*

Resilienz ist die seelische Widerstandskraft und die Fähigkeit, Krisen, (Extrem-) Belastungen und schmerzliche Erfahrungen unter Rückgriff auf persönliche und sozial vermittelte Ressourcen zu meistern und als Anlass für Entwicklung zu nutzen (vgl. WELTER-ENDERLIN, 2006, 13). Resilienz ist ein ewiger Prozess, bei dem immer wieder neue Dimensionen persönlicher Stärke entdeckt werden.

---

machenden Stressreaktionen des Körpers widmet. Ziel der MBM ist es, geistige Fähigkeiten zu aktivieren, um positiven Einfluss auf körperliche Erkrankungen zu nehmen.

63 Damit entsprechen die einzelnen Punkte der von KABAT-ZINN entwickelten Methode zur Stressbewältigung durch Achtsamkeit (MBSR = Mindful-Based-Stress-Reduction) vgl. a. KABAT-ZINN, 2011.

Das Wort Resilienz kommt aus dem lateinischen „resilio" und bedeutet so viel wie: „Ich springe zurück." Umgangssprachliche Erklärungen fassen diesen Vorgang anschaulich zusammen. Resilienz ist demnach *„Überlebenskunst"* (Buchtitel, REDDEMANN, 2006) oder das *„Gedeihen trotz widriger Umstände"* (Buchtitel, WELTER-ENDERLEIN, 2006)[64]. Herbert BENSON[65] nennt es *„Erinnertes Wohlbefinden"* (BENSON, 1996, 21ff.) und damit Quelle innerer Heilkraft. Durch seine eigene Arbeit als Arzt und Forscher und durch Sichtung der Daten unzähliger wissenschaftlicher medizinischer Forschungsarbeiten hat er herausgefunden, dass die

> *„(…) Hinwendung zu Glaubensüberzeugungen nicht nur emotional und spirituell tröstlich, sondern darüber hinaus lebenswichtig für unsere körperliche Gesundheit ist* (BENSON, 1996, 11). *(…) Starkes Verlangen und die Erwartung, dass das, wonach wir verlangen, auch tatsächlich eintritt, was man auch „Glaube" nennt, hilft unserem Körper, sich an die Botschaften und Anweisungen zu erinnern, die mit dem, wonach wir verlangen, verknüpft sind."* (ebd., 52)

Bei jedem Auftreten erinnerten Wohlbefindens dient also der Glaube als Katalysator und als eine Quelle der inneren Heilkraft. Das kann sowohl die eigene Zuversicht oder Überzeugung, aber auch das Resultat von Lebenserfahrung sein. Es kann der Glaube des Arztes (oder anderer Therapeuten) sein, der sich aus seiner beruflichen Erfahrung und seiner persönlichen Geschichte speist. Und schließlich ist es der Glaube des Patienten an seinen Arzt, wenn dieser voller Zuversicht und Vertrauen einflößend mit ihm spricht (vgl., ebd., 45). BENSON benennt drei Arten von erinnertem Wohlbefinden:

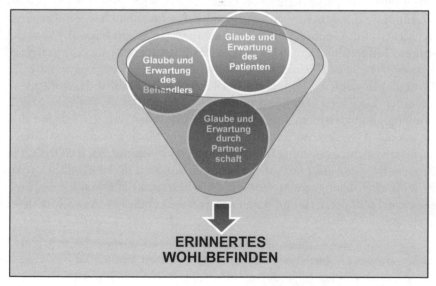

Abb. 11: „Erinnertes Wohlbefinden" nach BENSON (1996)

---

64 Bisweilen wird „Resilienz" auch mit „Immunkompetenz" gleich gesetzt.
65 BENSON ist Professor an der Harvard Medical School und Gründer des Pathway Health Network und der Harvard Medical School angegliederten Mind/Body Medical Institut.

–   Glaube und Erwartungshandlung auf Seiten des Patienten;
–   Glaube und Erwartungshandlung auf Seiten des „Behandlers";
–   Glaube und Erwartungshandlung, die durch die Partnerschaft zwischen Patient und „Behandler" entstehen (vgl., ebd., 37).

Ob die Resilienz nun durch Überzeugung, Glaube oder aber durch das Vertrauen in die eigenen Fähigkeiten genährt wird, sein Leben in den Griff zu bekommen, ist eine Frage der persönlichen Bewertung. Auf jeden Fall ist sie eine Art Schutzschirm, der die Menschen widerstandsfähiger und krisenfester macht. Resilienz schafft:

–   Optimismus und Mut zum Durchhalten,
–   Bewältigungs- und Lösungsorientierung,
–   Verlassen der Opferrolle und Vertrauen auf die eigene Kompetenz, (Wahrnehmungskompetenz),
–   Akzeptieren und Annehmen von Herausforderungen,
–   Verantwortung und Selbstfürsorge,
–   Planung und Gestaltung von Zukunft,
–   Benennen von realistische Zielen,
–   Aufbauen von Netzwerken (Freundschaften, Familie usw.)[66]

Resilienz ist (wie es auch in der Gestalttherapie erfahren wird) ein steter Prozess der Anpassung und fortschreitender Integration. Sie ist aber nicht die Abwesenheit von körperlichen oder psychischen Leiden.

In dem Buch „Überlebenskunst – Von Johann Sebastian Bach lernen und Selbstheilungskräfte entwickeln" von Luise REDDEMANN (REDDEMANN, 2006) wird eine Verbindung der Musik von J. S. Bach zu der Resilienz hergestellt: Trost, Gemeinschaftsgefühl, Geborgenheit, Glücksfähigkeit, Dankbarkeit, Gelassenheit, Akzeptanz, Mitgefühl u.v.m. Dabei sind bei REDDEMANN die Salutogenese (also die Bedingungen, wie Gesundheit entsteht) und der „Flow" verwandte Begriffe und Grundlagen zugleich (vgl. ebd., 53). Flow ist das Gefühl des völligen Aufgehens in einer Tätigkeit. Das kann sich in unterschiedlicher Weise zeigen: malen, komponieren, improvisieren, kochen, schreiben, kochen, tanzen, handwerklich tätig sein u.v.m.[67] Der Prozess des Tuns wird als ein Fließen von einem Augenblick zum nächsten erlebt, Handlung und Bewusstheit verschmelzen, das heißt, Produkt und Prozess werden eins. Die Aufmerksamkeit wird auf den Augenblick fokussiert und es wird ein Gleichgewicht von Anforderung und Fähigkeit erlebt. Der Ausführende wird schöpferisch und damit kreativ (vgl., ebd., 17). Aus alle dem schließt REDDEMANN:

„Resilienz kann man kultivieren. Sogar die Resilienten brauchen es, dass man sie an ihre Stärken erinnert. Resilienz hat mit Entwicklung zu tun und wird durch Visionen und

---

66 Zusammenstellung aus WELTER-ENDERLIN (2006) über die sieben Säulen von Resilienz und aus eigenen Beobachtungen.
67 Auf den Begriff „Flow" als entscheidendes musiktherapeutisches Erleben und Ziel werde ich in → Kap. 9.6 ausführlicher eingehen.

Stehvermögen begünstigt. Man kann immer noch neue Freiheitsgrade erreichen und fördern. Gesundheit blüht im Laufe der Zeit." (ebd., 49)

Wie BENSON weist auch REDDEMANN darauf hin, dass sowohl die Helfenden als auch die Patienten von den selbstregulativen Kräften überzeugt sein müssen (vgl., ebd., 18).

In der Art und Weise, wie die Patienten soziale und gesundheitliche Belastungen sowie andere strukturelle Einschränkungen bisher bewältigt haben, liegt eine wichtige Ressource. **Ressourcen** sind Kräfte, Energien, Quellen und Mittel, die dem Patienten zur Verfügung stehen und die ihn direkt oder indirekt darin unterstützen, Herausforderungen zu bewältigen, schwierige Situationen durchzustehen und Abwehrmechanismen (Widerstandsressourcen) zu entwickeln. Dabei wird hier nicht die Abwehr als etwas therapeutisch zu Überwindendes angesehen, sondern als der bisherige Weg, wie ein Mensch die Herausforderungen seiner belasteten Lebenserfahrung angenommen und beantwortet hat. Hier geht es nicht um die passive Opferhaltung, die bei einer längeren Vermeidung auftritt, sondern um die Aktivität, mit der sie gemeistert wurde. (vgl. RUDOLF, 2006, 56).

Der Wirkfaktor Ressourcenaktivierung (GRAWE et al., 1994) soll die Patienten an ihre ungenutzten Ressourcen heranbringen. Das bisher Ungelebte, Latente, Brachliegende und die Kreativität kann als Ressource für neue Möglichkeiten des Erlebens, der Spannungsreduktion[68], der Veränderung, der Wandlung, des Wachstum und der Heilung dienen (vgl. MOSER, 2007, 115; ALDRIDGE, 1999, 16). Das, was in Abwehrverhalten und Bewältigungsmuster (frühe soziale Belastungen und strukturelle Einschränkungen) eingebunden ist, lässt sich als Ressource nutzen und hat damit einen positiven Einfluss auf die therapeutische Arbeit, wenn es um die Bewältigung der aktuellen Problematik geht (vgl. RUDOLF, 2010, 61 und 2006, 57).

Der Begriff der therapeutischen Ressourcenorientierung ist nicht mit Resilienz gleich zu setzen, denn er *„verwischt die Unterschiede zwischen dem Klientensystem und dem von Therapie oder Beratung"* (WELTER-ENDERLIN, 2006, 10). Die Orientierung auf die Ressourcen des Patienten ist immer auf den therapeutischen Kontext bezogen, wobei der Therapeut und seine Methoden im Vordergrund stehen. Dagegen bezieht sich das Konzept der Resilienz *„auf Menschen in ihrem natürlichen Umfeld, die aus widrigen Lebensumständen etwas Gutes machen – in den meisten* Fällen übrigens *ohne Therapie.*" (ebd.)

Eine für den therapeutischen Prozess nicht zu unterschätzende Ressource ist die (positiv) erfahrene **Religiosität** oder die **Spiritualität**. Die Religiosität kann als eine Interpretation des Lebens gesehen werden, die aus dem natürlichen Leben herausführt. Dabei muss der klassisch-kirchlich geprägte Mensch nicht unbedingt spirituell und der spirituelle Mensch nicht notwendigerweise kirchlich geprägt sein. Der spirituelle Mensch versucht, sich mit Aspekten des Lebens auseinanderzusetzen und einen neuen Stand im Verhältnis zu ihnen bzw. im Verhältnis zu sich

---

68 Spannungsreduktion *„wirkt (...) indirekt auf die physiologischen Systeme der Stressverarbeitung."* (BENGEL et al., 2001, 37).

selbst zu gewinnen. Eine Möglichkeit ist, in der meditativen Versenkung ein Einge-bunden-Sein zwischen dem Ich und der Welt zu erfahren, d.h. die Kluft zwischen der sichtbaren, materiellen Welt und der inneren Welt zu überwinden. Das Ziel ist das Sich-Eins-Fühlen mit der Welt, um zur Ruhe zu kommen und inneren Frieden zu erreichen. Dieses Gefühl ist unabhängig von einer Religion, weil es erst einmal keine Projektion auf ein allmächtiges Wesen enthält. Es kann sich aber mit einem solchen verbinden. In der Meditation geschieht dieses beim Eins-Werden mit der Schöpfung bzw. mit Gott. Der Durchbruch zu Gott wird dann als tiefer Frieden und als Glücksmoment der Befreiung angesehen.

Auch der Darm und sein Verdauungssystem kann unter spirituellen Dimensi-onen gesehen werden, wenn man sich diesen als etwas Lebendiges vorstellt, in dem sich Fremdes und Eigenes durchmischen, bis zuletzt das Fremde ganz abgebaut ist. Es ist wie in der Natur, wenn die Blätter verrotten: Durch den Abbau des Al-ten wird Neues möglich: Vergehen und Werden, Tod und Auferstehung. Das be-wusste Erleben von Vergänglichkeit und Tod und die bei ANTONOVSKY aufgestellte Bedeutungszuweisung der Kohärenz nach dem Sinn und Zweck des Lebens wird – wenn es denn so gesehen wird – als Konfrontation erlebt und führt unweigerlich zu grundsätzlichen Fragen und zu religiösen und/oder spirituellen Überlegungen.

Transzendente und transpersonale Erfahrungen sind eng mit diesen Aspekten verbunden. Sie werden von den Patienten häufig als mystische Erfahrungen bezeich-net. Das Empfinden (das vielfältig beschrieben wird – als Glück, tiefe Ruhe, Gren-zenlosigkeit, Liebe, Heilung, Freiheit, Verbundenheit usw.) besteht darin, ganz in einem besonderen Moment aufzugehen. Alles andere tritt in den Hintergrund. Wich-tig ist jedoch die Integration dieser Erfahrungen in das persönliche Bewusstsein.

Die meisten der nachfolgenden musiktherapeutischen Themenfelder (s. → Kap. 9) können diesen Aspekt verstärken. So beinhalten z.B. jede Klangmeditation, jede obertonreiche Klangreise, das Singen von Vokalen sowie das Erfahren von Stille diese Erfahrungen. Die persönlichen Berichte zeugen von diesem Erleben.

Der in der Literatur häufiger erwähnte Begriff **Vulnerabilität,** der die Anfäl-ligkeit für eine bestimmte Krankheit (somatisch und/oder psychisch[69]) meint, kann als ein Mangel an Resilienz angesehen werden. Der Unterschied liegt in der Fra-gestellung. Hinter der Vulnerabilität steht die Frage „Was fehlt?", ist also defizitär gedacht. Hinter Resilienz dagegen steht die Frage „Was habe ich zur Verfügung?" Für dieses Konzept ist diese Frage entscheidend.

8.5.4 Coping

Coping ist der Umgang mit der Krankheit und deren Bewältigung und wird oft-mals als Synonym für Krankheitsbewältigung, Krankheitsverarbeitung oder Re-gulation gebraucht. Es ist das gesamte Bemühen (günstig oder schädlich, bewusst oder unbewusst), einer Belastung vorzubeugen, sie zu vermindern, zu beseiti-

---

69 „Psychisch" bedeutet in diesem Fall, dass der Patient durch äußere Einflüsse besonders leicht see-lisch verletzt werden kann.

gen oder ihre Auswirkungen so wenig schmerzhaft wie möglich zu ertragen (vgl. SCHÜSSLER, 1999, 23).

Die Copingforschung bei schweren Erkrankungen ist umfangreich, Bewältigungsprozesse bei CED sind jedoch derzeit wenig erforscht. Zudem gibt es bisher nur sehr wenige Studien, die die Lebensqualität bei CED als Zielkriterium beleuchten (vgl. HERRMANN et al., 2005).

Die körperliche Gesundheit ist zentraler Bestandteil eines Selbstbildes, eine chronische Krankheit bedeutet also immer eine starke Einbuße. Das Selbstwertgefühl schwindet teilweise dramatisch und dieser Prozess kann nur aufgehalten werden, wenn der Patient für sich ein Konzept entwickelt, das eine Anpassung an die Krankheit ermöglicht und er das Gefühl hat, die Belastungen zu meistern.

> *„Das erreicht der Patient, indem er die Krankheit akzeptiert und seine Werte verändert. Körperliches Wohlbefinden und Erscheinungsbild müssen in ihrem Wert für das Selbsterleben reduziert werden, damit sie das Selbstwerterleben nicht mehr so stark beeinträchtigen können. Andernfalls mündet dies in einen Circulus vitiosus von sozialem Rückzug (...), Hilflosigkeit, Depressivität und Schwächung des Selbstwerterlebens."*
> (BEHRENS et al., 2001, 81)

Bewältigung soll hier aber nun nicht heißen, dass die Konflikte endgültig gelöst sind, sondern dass mit den neuen Erfahrungen auch neue Fähigkeiten und Strukturen geschaffen werden, das heißt die Balance zwischen Flexibilität und Stabilität hergestellt wird. Dies bleibt aber eine lebenslange Aufgabe und Herausforderung, insbesondere bei einer nicht heilbaren chronischen Krankheit. Deshalb ist es wichtig, den Patienten in seinem aktuellen Zustand zu unterstützen und nicht einer abstrakten Vorstellung von „richtiger" Krankheitsbewältigung zu folgen. Es kann vorkommen, dass CED-Patienten, die sich eigentlich mit ihrer Krankheit arrangiert hatten, wieder in Zustände von Verzweiflung und Hadern geraten und plötzlich völlig unrealistische Pläne für die Zukunft schmieden.

Solange sich in Krisenzeiten noch keine Alternativen anbieten, kommen den sogenannten dysfunktionalen Copingstile oder Abwehrmaßnahmen wichtige Schutzfunktionen zu. Sie können für das Bedürfnis zum Überleben als eine sinnvolle Leistung angesehen werden:

– Verdrängung: Die Krankheit ist eine inakzeptable Vorstellung. Die dabei auftretenden unerträglichen Emotionen werden aus dem Bewusstsein verbannt. Der Patient tut so, als sei nichts geschehen, weigert sich, sich mit der Erkrankung auseinander zu setzen, und versucht so weiter zu leben wie bisher;

– Verleugnung: Die unerträgliche Vorstellung ist zwar im Bewusstsein, diese Wahrnehmung wird aber negiert. Die Verleugnung kann man deshalb als eine „schwächere" Verdrängung ansehen;

– Rationalisieren, Intellektualisieren und Generalisieren: Die unakzeptable Vorstellung wird zwar wahrgenommen, die damit verbundene Emotion aber abgespalten und verdrängt. Bei der Rationalisierung und Intellektualisierung wird das innerliche Geschehen meist mit versachlichten Erklärungen dargestellt, die die unangenehmen Regungen verdecken und den Vorgang symbolisch überhöhen, emotional aber auslöschen. Bei der Generalisierung wird die persönliche Betroffenheit ausgeblendet;

– Reaktionsbildung: Die unerträgliche Vorstellung wird abgewehrt bzw. vernichtet durch Ekel, Trotz, Snobismus oder moralische Beurteilung (manchmal auch Verurteilung) oder die Hemmungen werden verstärkt durch Selbstgerechtigkeit, Sich-dumm-stellen, Schock, Sich-tot-stellen, panikartige Flucht, Stolz oder Ohnmacht;

– Selbstbeschuldigungen, Selbstvorwürfe und Übernahme der gesamten Verantwortlichkeit;

– Vermeidung von Aktivitäten oder umgekehrt: die inakzeptable Vorstellung wird durch Betriebsamkeit neutralisiert;

– Vermeidung von sozialen Kontakten, Isolation.

Alle diese Abwehrmaßnahmen zielen darauf ab, das psychische Gleichgewicht trotz der bedrohlichen Wahrnehmungen oder Emotionen aufrecht zu erhalten. Abwehrmechanismen sind zunächst einmal als Schutzmaßnahmen und Bedürfnisse zum Überleben anzusehen. Sie bilden erst die Voraussetzung für eine Auseinandersetzung mit der Krankheit und helfen dem Patienten dabei, eine adäquate Bewältigungsstrategie zu suchen und zu erproben. Abwehr und Coping sind deshalb immer aufeinander bezogen und greifen mit dem Ziel der Anpassung an die Krankheit ineinander (vgl. SCHÜSSLER, 1999, 25).

In der Abb. 12 sind Formen des Coping aufgeführt, die mittels empirischer Studien in klinischen Zusammenhängen gefunden wurden (vgl. FABRY, 2003, 6). Bei näherer Betrachtung wird deutlich, dass es in allen drei Kategorien Maßnahmen

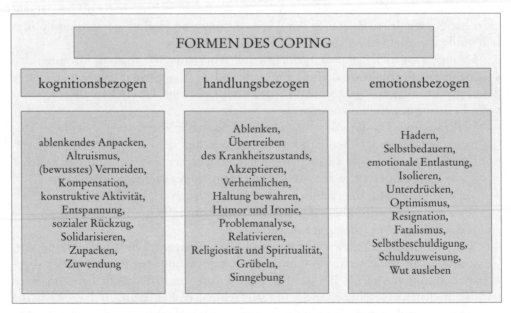

FORMEN DES COPING		
kognitionsbezogen	handlungsbezogen	emotionsbezogen
ablenkendes Anpacken, Altruismus, (bewusstes) Vermeiden, Kompensation, konstruktive Aktivität, Entspannung, sozialer Rückzug, Solidarisieren, Zupacken, Zuwendung	Ablenken, Übertreiben des Krankheitszustands, Akzeptieren, Verheimlichen, Haltung bewahren, Humor und Ironie, Problemanalyse, Relativieren, Religiosität und Spiritualität, Grübeln, Sinngebung	Hadern, Selbstbedauern, emotionale Entlastung, Isolieren, Unterdrücken, Optimismus, Resignation, Fatalismus, Selbstbeschuldigung, Schuldzuweisung, Wut ausleben

Abb. 12: Formen des Coping (nach FABRY, 2003, 6 und SCHÜSSLER, 1999, 22ff.).

gibt (z.B. aktives Vermeiden, Ablenken, Isolieren), die fast mit den gleichen Begriffen auch als Abwehrmechanismen beschrieben werden.

> *„Gerade die emotionsbezogenen Copingmaßnahmen laufen darüber hinaus hauptsächlich vor- oder unbewusst ab, so dass auch die Unterscheidung in bewusste Bewältigung auf der einen und unbewusste Abwehr auf der anderen Seite nicht sonderlich hilfreich ist. Vielmehr muss es darum gehen, im individuellen Fall festzustellen, was für den Patienten in seiner aktuellen Belastungssituation hilfreich ist".* (FABRY, 2003, 6)

8.5.5 Compliance/Adhärenz

Unter Compliance/Adhärenz versteht man in der Medizin das kooperative Verhalten der Patienten im Rahmen einer Therapie sowie ihrer Bereitschaft, sich gegen die Krankheit zur Wehr zu setzen, indem sie sich konsequent an die vorgeschlagenen Therapien halten (Therapietreue). Dazu gehören die Wahrnehmung notwendiger Untersuchungen und die Medikamenteneinnahme. Laut einer kanadischen Studie über die Ursachen für eine mangelhafte Therapietreue bei CED-Erkrankten zur Medikamenteneinnahme wurden folgende Gründe genannt (aus: GROSS, 2008, 26f.):

– Medikamente zu teuer;
– Einnahme vergessen oder zu beschäftigt, um die Medikamente einzunehmen;
– Medikamente verursachen unangenehme Nebenwirkungen;
– Medikamente erinnern an die Krankheit;
– keine Überzeugung von der Wirksamkeit;
– zu häufige oder zu umfangreiche Medikamenteneinnahme.

Für viele Experten (Ärzte) und in der Literatur ist die Einnahme von Medikamenten nun aber besonders wichtig. So wird „Compliance" oftmals auf die konsequente Medikamenteneinnahme reduziert. Das kooperative Verhalten wird allein vom Patienten verlangt, indem er die ärztlichen Empfehlungen, sei es Untersuchungstermine, eine Diät oder die Veränderung des Lebensstils, befolgt. Mit anderen Worten, es wird von dem Patienten ein einseitiges unmündiges und unkritisches Wohlverhalten erwartet. Statt der Einbeziehung des Patienten scheint es immer noch so zu sein, dass für viele Ärzte ein wohlmeinender Paternalismus günstiger (und weniger anstrengend) erscheint. Sie allein scheinen zu wissen, was gut für den Patienten ist (vgl. GROSS, 2008, 24ff.), und ignorieren damit die Belange (und das mögliche Mehrwissen) und die Autonomie der Patienten[70]. Dabei sind Patienten, die ein ausgeprägtes SOC haben, eher in der Lage, sich gezielt für gesundheitsförderliche Verhaltensweisen zu entscheiden (vgl. BENGEL et al., 2001, 37).

Aus diesem Grund wird hier vorgeschlagen, den Begriff „Compliance" durch den Begriff „Adhärenz" (Adherence) zu ersetzen, der mehr die partnerschaftliche, vertrauensvolle und respektvolle Beziehung zwischen dem Behandler und dem Pa-

---

70 s. a. → Kap. 5.4.1 über die „Rolle des Arztes".

tienten in den Vordergrund stellt. Bei einem guten Arzt-Patientenverhältnis wäre es Ideal, einen gemeinsamen Plan zu entwickeln.

Die Patienten können zu einer positiven Compliance/Adhärenz beitragen, wenn sie
- von ihrer allgemeinen Krankheitsanfälligkeit überzeugt sind,
- die Ernsthaftigkeit ihres Leidens erkennen,
- an die Wirksamkeit der Therapie glauben,
- mit der medizinischen Betreuung zufrieden sind;
- der Grad der Informiertheit hoch ist (LEITLINIE Cu, 2011, 94).

Compliance/Adhärenz setzt also schon ein bedeutendes Maß an sozialen Kompetenzen, an Selbstbewusstsein und Durchsetzungsfähigkeit voraus. Da die Patienten natürlich andere Präferenzen haben als ihre Ärzte, weil es letztlich um ihre Gesundheit geht, müssen sie in die Lage versetzt werden, sich auch in medizinischen Entscheidungen einzubringen. Leider haben Schulungsprogramme laut LEITLINIE Cu (20011, 94) nur einen mäßigen Einfluss auf den Krankheitsverlauf. Es konnte jedoch nachgewiesen werden, dass die Lebensqualität, die Sorgen und Ängste der Patienten mit dem Informationsstand über die Krankheit korrelieren. Also entscheidet der Grad der Informiertheit das Gefühl, die Krankheit besser beherrschen zu können (vgl. VON WIETERSHEIM, 1999, 19). Auch sind gut informierte Patienten eher bereit, sich auf Hilfe und Selbsthilfe einzulassen, *„weil sie das Gefühl von Kontrolle haben, als diejenigen, die sich gegenüber ihren Problemen gegenüber hilf- und ratlos fühlen"*. (REDDEMANN, 2006, 30) Bisweilen werden diese Themen auch in den Therapien angesprochen. Damit öffnet sich ein neues Feld: Das Selbstbewusstsein fördern durch Information.

9 Musiktherapeutische Verfahren zur psychosozialen Behandlung und Unterstüzung

> *Jede Krankheit ist ein musikalisches Problem,*
> *die Heilung eine musikalische Auflösung.*
> *(Novalis)*

Die Musiktherapie ist hier als ein Arbeitsbereich der „Inneren Medizin" zu sehen, bei der es um die emotionale Verarbeitung einer körperlichen Erkrankung geht. Sie eignet sich in besonderem Maße dafür, den eigenen Körper zu verstehen, Blockaden zu lösen und die Selbstheilungskräfte (Ressourcen) zu unterstützen.

Das Verstehen des Körpers geschieht zum einen in einer gelungenen Beziehung von Therapeut und Patient und deren (manchmal) gemeinsamer emotionaler Bewertung. Zum anderen ist besonders die Musiktherapie in der Lage, für das zunächst wortlose Erleben in das Bewusstsein zu bringen.

> *„Eine der wesentlichen anthropologischen Grundannahmen für die Musiktherapie ist, dass der Mensch ein Medium braucht, das ihm die Bewältigung seiner Emotionen und seines Erlebens ermöglicht. Das sinnlich wahrgenommene und gestaltete Material ermöglicht dem Menschen Orientierung in Raum und Zeit, es bereichert Verhalten und Handeln durch die Entwicklung von Alternativen, es erinnert, schafft Rückbindungen und evoziert Entscheidungen. Beim Umgang mit einem künstlerischen Medium kann das Gemeinte, aber Unaussprechliche artikuliert, mindestens aber durch spielerische Übertreibungen, Verzerrungen, Extremisierungen eingekreist werden; unangenehme Erfahrungsbereiche, Missverständnisse, Fehler, Aggressionen, Schmerz oder Angst können gestaltet und ohne Gefahr kommunizierbar werden."* (METZNER, 2009, 296)

Das bedeutet jedoch nicht, dass die Musik die Sprache ersetzt, wenn diese nicht weiterkommt. Um therapeutisch wirksam zu sein, sollte auf die Übergänge zwischen Musik und Sprache ein besonderer Augenmerk gelegt werden (vgl. HEGI, 2011, 11)

Die Musiktherapie kann beeinflussend eingesetzt werden, wenn es um die Stärkung der Selbstheilungskräfte und um die Aktivierung der Selbstregulation und der Gesundheitskräfte (Ideen der Salutogenese) geht. Im Vordergrund steht dabei der Abbau von Stressfaktoren. Gleichzeitig soll den Betroffenen mit Hilfe der Musik(-therapie) ein Weg aufgezeigt werden, wie und wo sie sich Unterstützung holen können, um einerseits die Lebensqualität zu verbessern und andererseits die chronische Krankheit zu bewältigen im Sinne der Resilienz, der Ressourcenerhaltung und -aktivierung als auch des Copings.

Der große Unterschied von den vielfältigen Angeboten und Konzepten von Entspannungstechniken, Meditationsanleitungen und autogenem Training, speziell auch für CED-Patienten[71], zu den Methoden der Musiktherapie ist, dass alle oben erwähnten Methoden Techniken sind, die erlernt und geübt werden müssen.

---

71 Z.B. die unter → Kap. 8.5.2 beschriebene Ordnungstherapie.

In der Musik(-therapie) geschieht dieses viel unmittelbarer, spontaner, lustvoller, spielerischer, freudvoller und mit mehr Kreativität. Im musikalischen Spiel (besonders in der Improvisation, beim Singen und bei der Körperpercussion) steht das eigene Tun im Vordergrund. Im Idealfall vergeht die Zeit wie im Fluge, die Gruppe und der Einzelne sind eins mit dem, was sie tun. Dieser (manchmal sehr kurze) Moment des Fließens kann durchaus als Flow-Erlebnis bezeichnet werden. Die ausgeübte musikalische Betätigung wird zwar als Herausforderung erlebt, kann aber mehr oder minder leicht bewältigt werden. Die angestrebten Ziele sind kurzfristiger erreichbar und mit einer unmittelbar als positiv erlebten Rückmeldung verbunden.

Nachfolgend werden einige ausgewählte musiktherapeutische Beispiele aus der Praxis angeführt, die speziell einer psychosozialen Behandlung zur Krankheitsverarbeitung von CED-Erkrankten dienen. Der auf den nächsten Seiten beschriebene Überblick (Tab. 3) gibt einen <u>möglichen</u> Prozessverlauf von Wandlung und Wachstum wieder. Die Zuordnung der musiktherapeutischen Methoden soll kein „wenn – dann" sein, sondern vielmehr mögliche Wege aufzeigen. Alle danach angeführten Beispiele musiktherapeutischer Methoden und Interventionen sind abhängig von den jeweiligen Therapiezielen[72] und können je nach Prozessverlauf oder durch Wünsche und Absprache mit den Patienten auf die entsprechenden Unterstützungsformen angewandt werden.

Alle musiktherapeutischen Interventionen erfordern Therapieziele, die die oben genannten psychosozialen Unterstützungsformen verstärken und fördern. Es kann vorkommen, dass es Ziele gibt, die mehr als eine der Unterstützungsformen ansprechen. Daher ist die folgende Aufzählung nur eine künstliche Trennung der verschiedenen Facetten. In der Praxis überlagern sie sich oft oder gehen ineinander über. Wenn z.B. das Therapieziel „Verändern und neu orientieren (kreative Entfaltung)" erreicht werden soll, dann kann es sowohl unter die Unterstützungsform „Coping", unter die der „Stressbewältigung" oder die der „Resilienz/Ressourcenaktivierung" als auch „Compliance" fallen, je nachdem, welcher Therapiefokus gerade erforderlich ist. Auf eine erneute Zuordnung der Therapieziele zu den Unterstützungsformen wird verzichtet, da sich das aus dem Zusammenhang erklärt.

Dass Therapieziele auch mehrmals erscheinen (wie z.B. das Ziel „Spiritualität erfahren"), bedeutet nur, dass es viele musiktherapeutische Wege gibt, dieses Ziel zu erreichen.

---

72 Die später aufgeführten Therapieziele sind – wenn nicht anders angegeben – eine Zusammenstellung von eigenen Erfahrungen, SCHMIDT/KÄCHELE (2009, 14), RUDOLF (2006, 135) und ALDRIDGE (1999, 255).

Tab. 3: Musiktherapeutische Interventionen im Kontaktzyklus von Wachstum und Wandlung

Prozessverlauf	Art der Verarbeitung	Psychosoziale Unterstützungsformen	Musiktherapeutische Methoden und deren Funktion (Beispiele)
Empfindungen; Auftauchen der Figur; Exploration; Prozessdiagnostische Fragestellung;	Beschreibung des sensorischen Erlebens; Belastungsfaktoren; Symptombeschreibung (Auswahl): Verlust von Gesundheit; Ruhe- und Rastlosigkeit; Schlafstörungen; Schuldgefühle; Angstgefühle; Stress; Orientierungslosigkeit; Reaktionsbildung	Containment Stressbewältigung	Entspannungsmusik, „Balsammusik" (Trösten, Stützen, Halt und Rahmen geben) Meditation mit Musik (Zulassen) Von Stressmusik zu Linderungsmusik (Zuhören und Annehmen)
Gewahrsein Interesse & Widerstand	Bewusstwerdung der Empfindungen; Bemerken und Mitteilen von Gefühlen, Ideen und Bedürfnissen	Ressourcenaktivierung	Musikalische Achtsamkeits- und Wahrnehmungsübungen, Vertonung von Gedichten und Bildern, Visualisierung (Stützen, Eingreifen)
Mobilisierung der Energie	Entscheidung; Zurückhalten oder Ausdrücken	Resilienz	Rhythmus/Bewegung/ Körperpercussion (Stützen, Eingreifen, Ausdrücken)
Zunahme der Erregung	Wahrnehmung des körperlichen Ausdrucks: Kontrolle der Atmung, Körpererleben, Bewegung	Ressourcenaktivierung	Ausdruck verleihen durch Stimmübungen, Rhythmus/Bewegung/Tanz

Prozessverlauf	Art der Verarbeitung	Psychosoziale Unterstützungsformen	Musiktherapeutische Methoden und deren Funktion (Beispiele)
Handlung (Ich-Stärkung)	Suchen nach neuen Möglichkeiten; Finden neuer Möglichkeiten; Akzeptieren des Verlustes und/oder des Mangels Trennen von alten Gewohnheiten und Mustern; Entwickeln neuer Strukturen, neuer Rollen und Verhaltensmöglichkeiten; Sinnfrage	Ressourcenaktivierung; Entwickeln von Copingstrategien; Coping & Compliance/Adhärenz; Resilienz	Improvisation, Rhythmusübungen (Ausspielen durch musikalisches Experiment)
Kontakt (bei CED überwiegend zum eigenen Körper)	Annehmen; Einlassen auf das Kommende; Finden eines neuen Lebensstils (als Möglichkeit)	Coping	Improvisation (Loslassen, Einlassen, Annehmen)
Lösung	Assimilieren, Integrieren, Differenzieren Abschluss	Coping	Musikalische Rituale (z.B. Ostinati), Improvisation (Abgrenzen, Integrieren durch musikalische Wiederholungen, Veränderung des Verhaltens)
Rückzug der Aufmerksamkeit	Zentrieren, ins Gleichgewicht kommen, Kontemplation		Musik, die in die Stille führt (Ruhe/Pausen, Erleben von Stille)

9.1 Entspannungsübungen mit Musik

Entspannungsübungen werden meist zu Beginn eines Seminars oder einer Sitzung durchgeführt. Sie dienen einerseits dazu anzukommen und zum anderen dazu, einen aktiven Einfluss auf den inneren Spannungszustand und auf die Gefühle der Hilf- und Hoffnungslosigkeit der Patientinnen zu ermöglichen. Die Übungen sollten – wenn möglich – im Liegen vorgenommen werden. Die Rückenlage ist vorzuziehen, kann aber bei unangenehmen Gefühlen oder Schmerzen auch in der Bauch- oder Seitenlage mit angewinkeltem Bein ausgeführt werden. Links- oder Rechtsseitenlage ist ebenfalls nach Belieben möglich. Jede Übung sollte absolut schmerzfrei durchgeführt werden (dieses gilt für alle Körperübungen). Bei Verwachsungen im Bauchraum ist darauf zu achten, dass dieser Bereich nur begrenzt belastbar ist. Da CED-Betroffene oftmals wegen der Schmerzen im Oberbauch verkrampfen, sollte bei der Durchführung zunächst eine Entspannung für den gesamten Körper vorgenommen werden, denn schon jetzt wird der Bauch zwar indirekt, aber positiv beeinflusst. Erst danach sollte die Aufmerksamkeit gezielt auf den Unter- und Oberbauch gelegt werden. Die positiven Aspekte des Bauches sind herauszustellen: Gefühlswelt, Sonnengeflecht, Zentrum des Lebens (Hara) usw.

Eine weitere Entspannung wird erreicht durch die **Bauchselbstmassage** nach Dr. R. COLLIER (COLLIER, 1995, 55ff.), die in neun Schritten vollzogen wird. Wichtig bei den einzelnen Schritten ist die bewusste Atmung, wobei auf die Ausatmung besonderen Wert gelegt werden sollte. Hier kann die Musiktherapie (unter-)stützend eingreifen. Erfahrungsgemäß sind Musikstücke mit Gesangsaufnahmen oder Aufnahmen mit Blasinstrumenten, bei dem das Atmen hörbar ist, wie das Didgeridoo oder die Duduk, besonders geeignet.

Bei der Auswahl von Musikstücken ist es unerheblich, wenn die Teilnehmer das entsprechende Stück bereits kennen sollten, da das wiederholte Hören einer Aufzeichnung so frisch und neu sein kann wie beim ersten Hören. Auch mag das mit vertrauter Musik verbundene Erleben von Sicherheit eine Stressbewältigung unterstützen (vgl. HELLBRÜCK, 2009, 27). Auch wird die Musik als *„Manifestation der verstreichenden Zeit"* (SACKS, 2008, 237) wahrgenommen. Erinnerung an Musik ist kein Erinnern im üblichen Sinne, denn *„sich an Musik zu erinnern, ihr zu lauschen oder sie zu spielen findet ganz und gar in der Gegenwart statt."* (ebd.) Dieses Hören ist die *„Inanspruchnahme der Gegenwart"* oder die *„Inbesitznahme des Jetzt."* (ebd., 238)

> *„Ein Musikstück zieht uns in seinen Bann, vermittelt uns seine Struktur und Geheimnisse, egal, ob wir bewusst zuhören oder nicht. (…) Musikhören ist kein passiver Prozess, sondern ein ausgesprochen aktiver Vorgang, der auf einem Strom von Schlussfolgerungen, Hypothesen, Erwartungen und Antizipationen beruht."* (ebd., 236)

Therapieziele
Entspannungsübungen mit Musik können:

- Verspannungen lösen;
- Halt und Rahmen geben;
- eine Beziehung zu den körperlichen Impulsen aufnehmen;
- Blockaden spürbar werden lassen;
- Stress minimieren;
- die Angst vor einem drohendem Rückfall reduzieren;
- Gelassenheit fördern;
- die Selbstakzeptanz fördern;
- Toleranzschwellen erhöhen;
- an innere Bilder heranführen.

9.2 Achtsamkeits- und Wahrnehmungsübungen mit Musik

In der Achtsamkeitspraxis geht es zunächst einmal darum, den augenblicklichen Moment und Zustand so zu nehmen und zu achten, wie er ist. Achtsamkeit (awarness) ist also Bewusstheit im Kontakt. Heilung scheint gerade dort zu beginnen, wo ein Raum des gegenwärtigen Moments geschaffen wird. Die Musiktherapie hilft dabei mit Übungen zur Körperwahrnehmung, bei denen körperliche Blockaden überwunden werden können. Da die Wahrnehmung immer der gerichteten Aufmerksamkeit bedarf, beeinflussen Ablenkung und Entspannung auch die viszerale Wahrnehmung (z.B. Bauchkrämpfe und Durchfälle). Mit anderen Worten: die Energie folgt immer der Aufmerksamkeit.

Fallbeispiel
Als Manuel (21 Jahre alt, Student der Betriebswirtschaft) zu einem meiner Seminare kam, hatte er schon eine lange Leidenszeit hinter sich. Seit dem 18. Lebensjahr war er an MC erkrankt. Die Schübe waren so massiv, dass er mit Durchfall zeitweilig bis zu 30x (!) am Tag auf die Toilette musste und er deswegen kaum mehr seine Wohnung verlassen wollte bzw. konnte. Daher war auch an ein geordnetes Studium nicht mehr zu denken. Zwangsläufig isolierte er sich so immer mehr von seiner Umgebung. Dass er überhaupt auf diesem Seminar erschien, war für ihn eine große Anstrengung und Überwindung. Und natürlich musste er auch oft während der musikalischen Übungen den Raum verlassen.
Anders bei den Rhythmusübungen an den Djemben. Manuel vertiefte sich so in das gemeinsame Spiel, dass er völlig „vergaß", dass er ja eigentlich auf die Toilette gehen musste. Nach ungefähr 90 Minuten war diese Einheit zu Ende. Manuel verschwand sofort und kam dann strahlend mit der Bemerkung wieder, dass er eine so lange Zeit ohne Gang auf die Toilette schon seit Monaten nicht mehr gehabt habe. Er erzählte dann der Gruppe, dass er vor der Krankheit Schlagzeuger einer Rockgruppe war und Rhythmus ihn schon immer interessiert habe. Für ihn war klar, dass er erst einmal zuhause mit Percussion und – wenn es die häuslichen Gegebenheiten zulassen – auch wieder mit dem Schlagzeugspielen anfangen würde.

Dieser Erfahrungsbericht hätte auch unter den nachfolgenden Punkten „Rhythmusübungen" oder „Improvisation und der Flow" stehen können. Für mich ist es jedoch zuallererst an gutes Beispiel, wie das Musikmachen die viszerale Wahrnehmung auf spielerische Art und Weise – zumindest für eine gewisse Zeit – beeinflusst und verändert. Dieser *Ablenkungseffekt* ist für das eigenständige Musizieren als auch für das gezielte, rezeptive Hören in der Musiktherapie von grundlegender Bedeutung, gerade auch deshalb, weil viele Patienten die Musik (besser: das Musikhören) ganz selbstverständlich nutzen, um sich von den belastenden Ereignissen abzulenken. Einschränkend sollte jedoch bemerkt werden, dass die Wirkung eine sehr kurzfristige ist.

Damit eine (zeitlich begrenzte) Therapie kein einmaliges Erlebnis und ohne mögliche Konsequenzen und Auswirkungen auf den Alltag bleibt, sollten die Teilnehmer eine CD als Erinnerung mit den Musiken, die (vor)gespielt wurden, überreicht bekommen. Live gespielte Musik (Gong, Klangschalen, Monochord), wenn sie nicht gerade mitgeschnitten werden, können von einer der vielen entsprechenden CDs entnommen werden, die es auf dem Markt gibt[73].

Therapieziele Achtsamkeits- und Wahrnehmungsübungen können:
– Halt und Rahmen geben;
– eine Beziehung zu den körperlichen Impulsen aufnehmen;
– Blockaden spürbar werden lassen;
– die Fähigkeit wecken, Energieflüsse und energetische Zustände zu lenken;
– Verspannungen lösen;
– die Ich-Grenze erweitern durch Entdecken der eigenen Möglichkeiten und Ressourcen;
– Stress minimieren;
– die Angst vor einem drohendem Rückfall reduzieren;
– Optimismus und Mut steigern;
– Wahrnehmungskompetenz steigern;
– die Selbstakzeptanz fördern;
– einen achtsamen Umgang mit sich selbst und anderen in die Wege leiten und damit das Selbstbewusstsein stärken;
– die Ich-Funktionen durch Sensibilisierung und Wahrnehmung von Affekten stärken;
– Gelassenheit fördern;
– Toleranzschwellen erhöhen;
– an innere Bilder heranführen;
– helfen, durch aktives Tun die Opferrolle zu verlassen.

---

73 Um Missverständnissen vorzubeugen: Es geht hier nicht um Aufnahmen der sogenannten Musikmedizin, in denen die Musik wie ein Medikament eingesetzt wird, sondern um Wiederholungen, die ein einmaliges, positives Erlebnis in Erinnerung rufen.

9.3 Rhythmus

Die „Komponente Rhythmus" (HEGI, 1998) mit ihren Wiederholungen und unterteilten Zeiteinheiten stellt dem Patienten einen Rahmen, ein Gefäß (Container) zur Verfügung, die (neue) Sicherheit, Stabilisierung, Stütze (Haltefunktion), Geborgenheit, Struktur und Orientierung anbietet. Sie kann als ein musiktherapeutischer Ansatz betrachtet werden, weil ihr eine Art Ausgleichsenergie innewohnt, die in die gestörten Balance-Prozesse eingreift (vgl. HEGI, 2010, 243). Durch die Erforschung des eigenen rhythmischen Erlebens können neue Sinnzusammenhänge gefunden werden. Einen sich langsam wandelnden neuen Rhythmus herzustellen ermöglicht *für* den CED-Erkrankten gleichzeitig

> „(…) *einen neuen Atemrhythmus, einen neuen Rhythmus der Darmperistaltik, einen neuen Rhythmus in der Nahrungsaufnahme, einen neuen Schlafrhythmus und einen neuen Lebensrhythmus, der ihn aus der seelischen Erstarrung führt.*" (KLASEN, 2001, 89)

In Gruppen endet die erste Improvisation meist in einem einheitlichen Rhythmus. Damit geben die Teilnehmer sich selbst Sicherheit und Struktur (vgl. a. FROHNE-HAGEMANN/PLESS-ADAMCZYK, 2005, 97). In den folgenden beiden Berichten wird diese Sicherheit mit dem Getragensein durch die Gruppe betont. Demnach brauchen und schaffen sich die Spieler erst einen sicheren Rahmen, bevor sie weitergehen können. Sollte jedoch in einem Gruppenprozess fortwährend auf diese Art weitergespielt werden, „*dann drückt das Verharren (…) wahrscheinlich den Widerstand und die Angst vor Neuem aus.*" (ebd.)

Erlebnisbericht 1 *(Bettina, 45 Jahre alt, seit 15 Jahren an Cu erkrankt):*
„ *Wohltuend war das Trommeln in dem die Gruppe den Grundrhythmus gab und ich mein Solo wagte. Ich hab vertraut, dass das schon „richtig" ist, was ich jetzt spielen werde. Ich habe vertraut, dass der Rhythmus schon noch da ist, auch wenn ich ihn beim Spielen bewusst gar nicht mehr höre. Das Solo spielen war für mich ein ganz besonderes Erlebnis. Nach einer Runde, in der wir miteinander Musik machten, wurde ich gefragt, wieso ich denn nicht meinem Impuls vertraut hab. Ich hatte das Umhergehen mit einen Musikinstrument aufgehört. Wieso? Die Antwort war, dass ich einem Selbstversenker geglaubt hab – der da heißt: ich kann das nicht, ich bin nicht o.k. bzw. ich bin nicht wichtig und so was macht man doch nicht, weil alle anderen das nicht gemacht haben. Oh, was für Muster da wieder aufgetaucht ist. Irgendwann bin ich dann losgegangen, um einen neuen Satz zu finden, ich etwas dagegen sprechen kann. Mit „ich bin o.k.", „ich bin wichtig" „ich bin voll in Ordnung" hab ich etwas sehr wertvolles gefunden! Immer wieder taucht der Satz auf: „Wenn Du aus dem Rhythmus kommst, dann geh` zurück auf den Grundrhythmus und Du bist wieder drin." Das lässt mich ruhiger werden, wenn die Wellen hier bei mir hoch schlagen und mich aus meinen Rhythmus zu bringen drohen. Selbst, wenn`s mal nicht so klappt wie vorgestellt, ist das nicht schlimm. Ich bin eine Lernende und darf auch mal nur im Grundrhythmus gehen – ohne viel Extras und auch mal rausfallen. Der Grundrhythmus hilft mir, wieder Schritt zu fassen."*

> **Erlebnisbericht 2** *(Silke, 40 Jahre alt, Diagnose von Colitis ulcerosa mit 30 Jahren, nach eigener Einschätzung wahrscheinlich aber schon länger erkrankt):*
> *„Zum ersten Mal spielte ich auf einer Sitztrommel. Meine Hände waren wunderbar energetisiert, so dass ich in der Stille immer noch trommelte. Ich hatte folgendes Bild: Als ich auf einer kleinen Anhöhe in der Prärie trommelte, blieb da auf einmal ein Büffel/Bison stehen, guckte mich an und ich nahm seinen schwarzen Körper kontrastreich vor dem lichten Himmel wahr. Ich habe ihn vorgetrommelt und wir haben auf diese Weise eine ganze Zeit kommuniziert. Danach wollte ich mich immer öfter im Rhythmus ausprobieren und ich begeisterte mich für die Kommunikation, die beim Improvisieren möglich ist. Eindrücklich bleibt mir hier auch die Verbindung zum Tanz. Durch „unser Musizieren" habe ich eine neue Energiequelle entdeckt und meine spielerische, freie Seite gelebt. Die Gruppe trägt. Auch wenn ich raus falle ist das gar kein Problem, die Gruppe trägt mich."*

Die hier angesprochene Verbindung von Rhythmus und Bewegung (Tanz) scheint eine wichtige Komponente zu sein, die zur Gesundung bei einer CED beiträgt. Es gibt ein Zusammenhang von Darmbewegungen und Rhythmus, der sich durch die Pendelbewegungen des Darms bei der Zerlegung und Zersetzung der Nahrung im Dünndarm zeigt. Dieser Prozess ist ein *„hochkomplexer rhythmischer Vorgang"*[74]. Wenn sich nun dieser Rhythmus selbst zersetzt (wie er es bei der Entzündung geschieht), dann bedroht er alles Lebendige und verliert seine innere und äußere Struktur. Die Musik kann die rhythmische Flexibilität des Darms durchaus positiv beeinflussen und den Nährboden für eine Synchronisierung geben (vgl. ALDRIDGE, 1999, 255). Regelmäßige und sanfte und moderate Bewegungen des Körpers zur Musik können (ähnlich wie die achtsamen Bewegungsformen wie bei Yoga, Qigong, Tai Chi oder Feldenkrais) der Erstarrung entgegenwirken. Auch hilft Bewegung, die Symptome in den Griff zu bekommen oder möglichst gering zu halten (vgl. SCHULZ/HANDMANN, 2012, 24).

Auch wurde nachgewiesen, dass CED-Patienten deutlich weniger Medikamente (z.B. Cortison) brauchten als die, die nur Entspannungsverfahren übten (vgl. ebd.). Patienten mit Operationen im Bauchraum sollten solche Bewegungen vermeiden, die die Bauchmuskulatur zu sehr beanspruchen, da sie sonst einen Narbenbruch erleiden könnten. Auch heftiges Springen und Hüpfen sollte vermieden werden, wenn durch Einnahme von Cortison bereits eine verringerte Knochendichte oder aber an Begleiterkrankungen der Gelenke vorherrschen.

Andere Methoden, bei denen Rhythmus **und** Bewegung im Vordergrund stehen, sind Übungen aus dem TaKeTiNa, der Körperperkussion und dem „Psychodynamic Movement", bei dem es um eine *„freie oder thematisch gebundene Bewegungsimprovisation analog der musikalischen Improvisation als eine(r) Inszenierung intrapsychischer Konflikte (geht)."* (METZNER, 1996, 310) Für die Herstellung von Resilienz bei CED-Erkrankten ist diese Methode besonders erwähnenswert, da sie bis in das Vegetative reicht und sich die Patienten mittels des

---

74 Dr. Thomas Breitkreuz, Leitender Arzt der Abteilung für Innere Medizin im Gemeinschaftskrankenhaus Herdecke, in einem Interview der Zeitschrift MEDIZIN INDIVIDUELL (Nr. 26, 2007, S. 5).

sensorisch-kinästhetisch-eidetischen Gedächtnisses zu erinnern vermögen (vgl. ebd., 311).

Therapieziele
Rhythmus (und Bewegung) können:
–   Halt und einen Rahmen (Sicherheit) geben;
–   eine Beziehung zu den körperlichen Impulsen herstellen;
–   Blockaden spürbar werden lassen;
–   in Resonanz mit dem Körper gehen;
–   Verspannungen lösen;
–   Stress minimieren;
–   die Beweglichkeit und Belastbarkeit verbessern[75];
–   die Immunabwehr verbessern[76];
–   Toleranzschwellen erhöhen;
–   positive Emotionen wecken;
–   Energie mobilisieren und damit die Motivation, Optimismus und Mut steigern;
–   die eigenen Möglichkeiten entdecken lassen und Ressourcen erlebbar machen;
–   Ausdauer und Gelassenheit fördern;
–   Ausdruck verleihen;
–   Helfen, durch aktives Tun die Opferrolle zu verlassen;
–   Verantwortung übernehmen lassen;
–   Identifikation stärken.

9.4 Klang

Musik kann durch spezifische Klangerfahrungen als Stimulation angesehen werden. Durch das Erleben, Spüren und Erfahren von Resonanz am eigenen Leib wird die Wahrnehmung von Empfindungen und Bedürfnissen sensibilisiert. Der Klang ist nur im Moment und permanent in Veränderung. Er ist

> „(…) Ganzheit, und er ist Stimmung; er lässt sich nicht ausdenken, und er lässt sich nicht festhalten – er lässt sich nur empfinden, fühlen. (…) Er schwillt an, klingt aus, wechselt übergangslos in andere Erscheinungen, täuscht und verzaubert, ist manchmal wie Licht, manchmal wie Farbe und manchmal hässlich, störend, aufdringlich oder bedrohlich. (…) Sein Geheimnis ist sein Bündnis mit der Ganzheit, seine Abhängigkeit von allen Stimmungsfaktoren, von der Stimmung des Klangerzeugers über die Schwingung des Raums bis zur Konstellation der Gestirne im Kosmos." (HEGI, 1988, 75)

---

75 Nach SCHULZ/HANDMANN, 2012, 25.
76 Ebd.

9.4.1 Begegnung mit dem Gong

In der (ersten) Begegnung mit dem Gong sollen die Teilnehmer das Erlebte und die Eindrücke in Bewegung, Bild, Wort und im Austausch auffangen und mit Bedeutung versehen.

Bevor ein großer Gong überhaupt klingt, verlangt allein die Betrachtung seiner Erscheinung die volle Aufmerksamkeit. Schon in Gedanken kann er eine rauschende, starke Klangexplosion hervorbringen und einen überwältigenden Eindruck hervorrufen. Er nimmt dem Hörenden nicht die Arbeit für eine Veränderung ab, kann aber Wege aufzeigen, wacher zu werden und standzuhalten bei einer Begegnung mit sich selbst und den Mitmenschen. Gleichzeitig können die Hörenden sich mit der Welt verbunden fühlen. Wichtig scheint mir daher eine gute Vorbereitung zu sein, die zu einer reflektierten Einstellung führt.

Praxisübung: „Begegnung mit dem Gong"[77]

Die Teilnehmer sollen verstehen, was geschieht, und, falls sie tief berührt sind, wissen, wozu diese Berührtheit gehört, wie sie dahin gekommen sind und was sie mit ihr anfangen sollen. Ist die Gongerfahrung tief und bleibt sie gleichzeitig unbegreiflich, werden die vielfältigsten Entwicklungsmöglichkeiten verschenkt. Daher sollen vor dem ersten Gongschlag folgende Fragen gestellt werden: Wie kann der Gong zur Wiederentdeckung von Lebendigkeit beitragen, etwas zum Schwingen und Tönen bringen, was verstummt ist? Wie kann eine Begegnung mit dem Gong gewagt werden? Auf welche drängenden oder still gewordenen Themen kann mit seiner Hilfe eine Antwort gefunden werden?

Wem der Gong schon vertrauter ist, der kann u. U. andere Erwartungen haben:

Können mit seiner Hilfe Verspannungen gelöst, energetisiert und sensibilisiert werden? Kann er den Zuhörer träumen lassen und an innere Bilder heranführen? Kann er seine Stimme stützen oder ihm Kraft geben?

Die Teilnehmer werden nun eingeladen, aufmerksam und offen für das gesamte Schwingungserleben zu sein. Dazu zählt das innere Fließen eines Klanges im Körper. So können sie in Kontakt zu ihrer ursprünglichen Schwingungsfähigkeit kommen. Darüber hinaus können die Schwingungen neue Resonanzräume erschließen. Alle Sinne können mobilisiert werden und sollen durch Wahrnehmungsübungen und durch Bewusstheit für den Körper soweit gestärkt und vorbereitet werden, dass die Teilnehmer sicher sein dürfen, dass sie bei Sinnen sind, d. h., dass sie sich auf sich selbst verlassen können, den Boden unter den Füßen spüren, sich gestützt fühlen von der Stuhllehne und sie ihren Atem spüren. In diesem selbst regulierten Gleichgewicht kann eine Begegnung mit dem Gong gelingen. Erst jetzt wird der Gong mit seinem Klang vorgestellt, indem er einmal angeschlagen wird und der Klang in der Stille verebbt. Die Schwingungen sollen zum Mitschwingen und zu einer Antwort der Gegenschwingung einladen. Der Gong kann bewusst machen, welche Schwingung nicht mehr da ist und was noch keinen inneren Ausdruck findet. Deshalb soll nun die Aufmerksamkeit ganz bewusst auf die Bereiche gerichtet werden, in denen (noch) nichts gespürt worden ist.

---

77 Grundlage und Idee für diese Praxisübung ist übernommen aus SCHNEIDER (1997).

Der Gong wird nun länger und anschwellender angeschlagen und klingt aus, bis nichts mehr zu hören ist. Die Teilnehmer werden aufgefordert nachzuspüren, wo es in ihrem Körper noch nachschwingt, wo noch Aufregung oder Verspannung wahrgenommen werden. Der Gong kann darauf aufmerksam machen, was im Augenblick gespürt wird.

Erneut erklingen anschwellende Gongklänge. Die Aufgabe ist nun, den Atem mitfließen zu lassen und das Angespannte abfließen zu lassen. Und noch einmal erklingt ein länger anhaltender Gongteppich. In Partnerarbeit sollen die Wahrnehmungen, die möglichen entstandenen Bilder und Empfindungen mündlich ausgetauscht werden.

Bei der Vorbereitung für die nächste Begegnung mit dem Gong können die Teilnehmer, wenn ihnen der Klang zu viel werden sollte, den Mund öffnen und ihm etwas entgegen singen (tönen). Diese Aktivität unterstützt die gewünschte Abgrenzung. Wie viel Offenheit ist möglich und wofür möchte sich der Klient öffnen? Wo möchte er sich im Körper öffnen (Brust, Bauch, Arme, Hände, Gesicht)? Der Gong unterstützt jede Richtung, die gewählt wird, denn die Energie folgt immer der Aufmerksamkeit.

Der Gong wird nun leise, dann zunehmend lauter angeschlagen und gipfelt in einem strahlend aufrauschenden Klang. Die Teilnehmer werden aufgefordert, die Schwingungen mit den Händen und mit geschlossenen Augen in den Raum nachzuzeichnen. Danach sollen sie diese auf einem Blatt skizzieren und einen Titel, ein Wort oder einen Satz dafür finden. Im Austausch mit den Nachbarn können sich die Teilnehmer darüber äußern, was sie bewegt hat und was mit dem Bild gemeint ist.

Fallbeispiel: *Frau G. (Fortsetzung)*
Im Anschluss an diese Übung können die Teilnehmer selbst einmal mit dem Gong experimentieren und ihn ausprobieren. Frau G. wollte den Gong nicht noch einmal von den anderen hören. Sie fiel mir schon während des Malens der Bilder auf (Abb. 13a). Bei dem Austausch mit ihrer Nachbarin beschrieb sie es folgendermaßen: „Ich stehe auf einem Platz und auf mich fallen Steine. Ich werde regelrecht zugeschüttet. Ich bin nicht erschrocken, spüre aber Angst und Kälte. Dennoch fühle ich mich nicht schlecht. Es ist halt so." Der Titel dieses Bildes war „Angst". Die Linienführung beim Zeichnen ging von oben nach unten. Nach dem Vortrag zerknüllte sie sofort das Bild und warf es in den Papierkorb. Dennoch nahm ich dieses Bild zum Anlass, noch einmal zurückzuschauen, was passiert war. Ich lud sie ein, dass selbst einmal mit dem Gong zu spielen. Vorsichtig und mit leichten Schlägen näherte sie sich dem Instrument. Mit der Zeit wurde sie immer mutiger, die Schläge kräftiger und der Sound klarer. „Wenn ich selbst spiele, habe ich keine Angst – im Gegenteil, es macht Spaß, weil ich nicht den Klängen ausgeliefert bin. Ich spüre mehr Weite als Enge. Obwohl es derselbe Klang ist, ist die Wirkung so unterschiedlich." Auf meine Frage, wie das Bild denn nun aussehen würde, malte sie eine neue Skizze (Abb. 13b). Das Bild hat dieselbe Linienführung wie das erste, aber das Malen selbst ging von unten nach oben („Die Steine fliegen weg von mir, hin zum Licht"). Die Energie, die sie spürte, ging nun nach außen.

Die Verbindung der Erlebnisse bei der musikalischen Übung hin zu ihrer aktuellen Lebenssituation (Sorgen und Angst, es nicht zu packen) konnte Frau G. sehr schnell vollziehen. Die Bedrohung wich durch die Erkenntnis, dass eigenes Tun mehr Freiheit und weniger Abhängigkeit („Ausgeliefertsein") bedeutet.

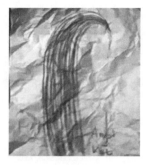 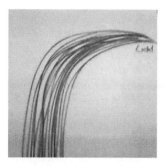

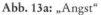

Abb. 13a: „Angst"   **Abb. 13b:** „Licht"

Erlebnisbericht *(Silke):*

„ (…) Auslöser, meiner Blockade zu begegnen, war die Einführung in den Gong. Der Gong half mir, wacher zu werden, er kann uns zu uns selbst führen und in die Welt hinaus. Beim ersten Hören des Gongs bekam ich ein Bild: Zwei Hände streckten sich mir entgegen, mein Bauch (!) wölbte sich und ich spürte einen Sog. Beim zweiten Gong hörte ich meinen Namen und ich war in der Startposition: Ich hatte einen starken Impuls, dass ich etwas körperlich abarbeiten muss. Mein Grundgefühl war: Zulassen. Mein Bild: Eine große goldene Scheibe ergreift einen weiten Raum und reicht hin bis zum Horizont. Unter ihr liegt ein roter Streifen. Atmosphärische Schwingungen, leichte Lüfte und angenehme Töne in unendlicher Weite sind wahrnehmbar. Ich stehe, wie auf einem Strahl, vor der goldenen Scheibe und staune und höre und atme und lasse diese Schönheit in mich hinein fließen. Allmählich fange ich an, mich auf dem Strahl geradeaus auf der Scheibe zu bewegen. Ich bin ein Lichtpunkt in dieser Weite. Ich spüre neben mir, wie sich Atmosphäre verdichtet, Bewegung, Strömung, Energie, ich spüre andere Gestalten, Menschen (?) in hellen Kleidern ohne Attribute. Sie bündeln sich, fangen an zu schwingen, einige nehmen Tanzhaltungen ein, andere umarmen sich. Der Ausdruck, der über allem liegt: Seid umschlungen Millionen. Die Töne über mir vereinigen sich zu einem Konzert und rufen mich an: Schwing dich ein, bleib! In mir sind Gefühle wie Freude und Staunen, ich sehe viel Schönes. Das Bild heißt: Mein Staunen vor der universellen Schöpfung und meine Geste entspricht meinem Grundgefühl zu Anfang: Zulassen. "

9.4.2 Klangmassagemeditation & Klangreisen

Bei den Übungen mit dem Klang sollte eher von einer (Klang-)**Reise** statt von einer Behandlung gesprochen werden. Der Patient ist „Reisender" und der Therapeut ist sein Begleiter. Der Unterschied in der Bezeichnung dient der Rollendefinition von Patient und Therapeut, bei der vor allem die Patientenautonomie einen wichtigen Stellenwert bekommt.

Die **Klangmassage** (bei der Einzelarbeit) oder die **Klangmassagemeditation** (bei Gruppen) hilft insbesondere dem Gehirn, die verloren gegangene innere Balance auszugleichen und Störungen des emotionalen Gleichgewichts zu beseitigen. Immer dann, wenn das harmonische Zusammenwirken der vielen regionalen

Netzwerke in unserem Gehirn gestört wird und sich ein Gefühl von Anspannung, Unruhe, Stress, Verunsicherung und Angst bereit macht, dann ist es ein

„(…) spürbarer Ausdruck der Tatsache, dass wir wieder einmal 'aus dem Gleichgewicht' geraten sind, und das wir etwas tun müssen, um den Einklang zwischen uns und unser äußerer Welt, zwischen unserem Denken, Fühlen und Handeln und zwischen dem was wir wollen, und dem was wir können herzustellen." (HÜTHER, 2004, 18)

Durch die Klangmassage lässt sich im Gehirn eine Harmonisierung und Synchronisation der in verschiedenen Regionen *„generierten neuronalen Aktivitätsmuster"* erreichen (ebd.). Damit wird auch klar, dass keine unreflektierte Verschmelzung vorliegt, sondern eine bewusste Begegnung mit dem eigenen Körper eingegangen wird.

Die Klangmassage ist eine ganzheitliche Behandlung, kann aber ebenso zielgerichtet (in diesem Fall der Bauchbereich) eingesetzt werden. Dieser Problembereich sollte jedoch mit besonderer Vorsicht behandelt werden und zuerst nur indirekt angegangen werden. Insbesondere geschieht das bei der individuellen Klangmassage, bei dem die Klangschalen auf dem Körper liegen. Bei der entsprechenden Meditation geschieht das in der Vorstellung (Imagination). Dennoch spürt der Meditierende die Klänge an den angesprochenen Körperteilen.

Der Therapeut sollte immer davon ausgehen, dass die meisten Teilnehmer die Schwingungen am eigenen Körper noch nie wahrgenommen haben. Aber auch für Personen, die schon Erfahrungen mit Klangschalen gemacht haben, ist es immer wieder neu und anders, die Schwingungen spürbar zu erfahren.

Praxisübung

Bevor die eigentliche Klangmassagemeditation beginnt, wird eine kleine vorbereitende Übung in Partnerarbeit durchgeführt. Jedes Paar bekommt eine kleine Klangschale. Im Wechsel soll nun damit probiert und experimentiert werden. Die Klangschale wird auf die Fingerkuppen der rechten bzw. linken Hand gestellt und drei- bis viermal angeschlagen. Dabei soll die bespielte Person spüren, wie, wo und bis wohin die Klänge gehen. Ganz wichtig ist es, die Aufmerksamkeit dahin zu schicken, wo nichts mehr gespürt wird. Die ausführende Person probiert mit verschiedenen Schlägeln und mit unterschiedlicher Intensität. Auch hier soll in einem Austausch über angenehme oder nicht angenehme Körperempfindungen gesprochen werden.

Nach dieser Vorbereitung suchen sich die Teilnehmer eine angenehme Lage auf einer Decke, die während der Meditation nicht verändert werden muss, aber bei Bedarf kann. Die eigentliche Klangmassagemeditation beginnt mit einer kurzen Entspannungsübung durch den Therapeuten. Nun werden alle Körperteile mit verschieden großen Klangschalen nacheinander bespielt. Vorteilhaft ist ein Satz von kleiner, mittlerer und großer Schale. Ein besonderes Augenmerk wird natürlich auf den Bauchbereich gelegt.

Während der Meditation werden die entsprechenden Klangschalen immer wieder angeschlagen (drei- bis viermal). Die Töne sollen ausklingen, bis sie nicht mehr gehört werden. Zum Schluss hören die Teilnehmer alle verfügbaren Klangschalen (Klangkaskade).

> *Bei der Klangkaskade brauchen die Töne nicht auszuklingen, sondern können sich vermischen*[78].
>
> *Im günstigsten Fall entspannt sich der gesamte Körper. Es kommt zu einer inneren Gelöstheit und zu einer inneren Leere. Die meisten Entspannungstechniken hören dann auf. Wichtig ist es, diese Leere wieder mit neuen kreativen und schöpferischen Ideen zu füllen.*

Neben den Klangschalen haben auch alle anderen schwingungs- und obertonreichen Instrumente, die direkt mit dem Körper in Berührung kommen, diese besondere Wirkung. Zu nennen sind da die Körpertambura, das Monochord, die Klangwiege, der Klangstuhl usw. Die Körpertambura hat den Vorteil, dass bei der Einzelarbeit das Instrument nicht gleich auf den Körper gelegt werden muss, sondern mit Hilfe von Teleskop-Füßen der Abstand zu dem Problembereich variiert werden kann. Eine langsame Annäherung bis schließlich zum vollen Kontakt von Körper und Instrument hat sich als vorteilhaft erwiesen. Der Klient kann diesen Abstand selbst bestimmen und dem Therapeuten signalisieren, was ihm angenehm ist und was nicht.

Therapieziele
Die Arbeit mit dem Klang kann:

- Blockaden spürbar werden lassen;
- an innere Bilder heranführen;
- Verspannungen lösen;
- sensibilisieren und energetisieren;
- positive Emotionen wecken;
- Stress minimieren;
- helfen, eine Beziehung zu den körperlichen Impulsen aufzunehmen (in Resonanz zu gehen);
- Ressourcen erlebbar machen und damit Optimismus, Mut und Motivation fördern;
- Vertrauen fördern durch Erweiterung der Ich-Grenze;
- Ausdauer und Gelassenheit fördern;
- Spiritualität herstellen.

9.4.3 Stimme und Vokalatmung

Die Stimme ist das Medium und das Musikinstrument, das uns jederzeit zur Verfügung steht. Ihr Klang ist unmittelbar, d.h., jeder Moment ist öffentlich und jede Intimität, jede Empfindung und jedes Gefühl ist spürbar. Deshalb sollte in einer Therapie nicht nur auf den Inhalt der Worte, sondern auch auf den Stimmklang geachtet werden. Der „wahre" Ausdruck der Klienten kann auf der Ebene des Stimmklangs sowie der Körpersprache erschlossen werden. Für die Therapeuten heißt das bei F. PERLS:

---

[78] Eine ausführliche Beschreibung befindet sich bei Peter HESS *Klangschalen für Gesundheit und innere Harmonie* (HESS, 2003, 75ff.).

*„Also, hört nicht auf die Worte, hört einfach auf das, was die Stimme euch sagt, beachtet,
was euch die Bewegungen sagen, was euch die Haltung sagt, was euch die Erscheinung
vermittelt. Wenn ihr Ohren habt, dann wisst ihr alles über den anderen Menschen. Ihr
braucht nicht auf das zu hören, was dieser Mensch sagt: hört auf den Klang. Per sona –
'hindurchtönen'. Der Klang sagt euch alles. Alles, was ein Mensch ausdrücken will, ist
da – nicht in den Worten. (…) Aber die Stimme ist da, die Geste, die Haltung, der Ge-
sichtsausdruck, die psychosomatische Sprache. Es ist alles da, wenn du lernst, den Inhalt
der Sätze nur die zweite Geige spielen zu lassen. Und wenn du nicht den Fehler machst,
die Sätze mit der Wirklichkeit zu verwechseln und wenn du deine Augen und Ohren ge-
brauchst, dann siehst du, dass jeder sich selbst auf die eine oder andere Weise ausdrückt."*
(PERLS, 1993, 61f.).

Der Rohstoff, aus dem der Sprachklang gemacht ist, sind die Vokale. Das Singen
dieser ist schon immer eine wichtige Hilfe gewesen, um die Atmung über das innere und äußere Hören und Vibrationen im Körper zu verstärken[79]. Dabei werden sowohl die spirituellen und religiösen Empfindungen als auch die spezifischen
Klangbereiche im Körper aktiviert und können dort dementsprechend Energie
mobilisieren (vgl. HEGI, 1988, 79, 242, 307f.). Mit anderen Worten, wenn der Atem
hörbar gemacht wird, dann entsteht Bewegung.

*„Jeder Vokal hat seinen bevorzugten Schwingungsraum. (…) Durch die verschiedenen
Resonanzcharaktere bringen sie die entsprechenden Körperteile zum Schwingen und er-
gänzen sich so, dass die fünf Vokale zusammen mit dem Atem den ganzen menschlichen
Körper mit Klang, also mit dem Atem der Gefühle, versorgen können."* (ebd., 1988, 84)

Praxisübung
*Die Vokale werden in der Reihenfolge A-E-I-O-U in einem Atemzug gesungen. Die Vo-
kale U und O stellen die Verbindung zu den Körperteilen des Unterleibs her (Becken, Ge-
schlechtsteil, Bauch und eben auch Darm). Diese sollten mit besonderer Aufmerksamkeit
und bei Schmerzen mit äußerster Vorsicht bedacht werden.*

Therapieziele
Das Singen von Vokalen kann:

- Stress minimieren;
- positive Emotionen wecken (Optimismus und Mut);
- helfen, eine Beziehung zu den körperlichen Impulsen aufzunehmen (in Resonanz
  zu gehen);
- Blockaden spürbar werden lassen;
- helfen, durch aktives Tun die Opferrolle zu verlassen;
- Vertrauen in die eigenen Möglichkeiten herstellen (Ressourcen erlebbar machen);
- Spiritualität herstellen und erfahrbar machen;
- die Motivation steigern.

---

79 Z.B. die Mantras „Om" und „Amen".

9.5 Imagination & Visualisierung mit Musik

In diesem Kapitel geht es um das Hören und Erleben von Musik unter einem anderen, tranceartigen, hypnoiden Bewusstseinszustand, der entsteht, wenn die Aufmerksamkeit nicht mehr in die Außenwelt, sondern überwiegend nach innen gerichtet ist. Zu denen zähle ich – neben den schon oben aufgeführten und beschriebenen Entspannungs- und Wahrnehmungsübungen, Klangreisen und Klangmassagemeditationen – die Imagination, die Visualisierung, alle Formen von Meditationen, Phantasiereisen, die klanggeleitete Trance nach STROBEL[80], das GIM (Guided Imagery and Music)[81] als spezielle Form der Imagination und das „Holotrope Atmen" nach GROF[82]. Dabei können Gefühle, Erinnerungen, Gedanken, Bilder, Farben, körperliche Symptome und/oder transpersonale Erlebnisse einzeln, nacheinander oder durcheinander auftreten.

Alle diese Formen haben gemeinsam, dass sie zu der rezeptiven Musiktherapie gezählt werden, bei der der Therapeut in den meisten Fällen die Musikauswahl trifft, wenn nicht (wie bei GIM) ein vorgefertigtes Musikprogramm vorliegt. Ich selbst bevorzuge live gespielte Musik auf Klanginstrumenten wie Monochord, Klangschalen, Schamanentrommel usw. Der Vorteil dabei ist, dass Tempo, Lautstärke und Pausen gezielt auf den Patienten eingestellt werden können. Aber der Einsatz von (unbekannter) komponierter Musik hat einen Vorteil: Er muss sich nicht auf die Hörgewohnheiten einstellen, birgt Überraschungen und kann provozieren. In der Begegnung mit neuer, fremder, anderer und unbekannter Musik liegt die verändernder Potenz (vgl. METZNER, 2004, 38).

Besondere Aufmerksamkeit sollte auf Seiten des Therapeuten auf Rückmeldungen gelegt werden, die körperliche Impulse beschreiben. Patientenaussagen wie: „Ich hatte seit langem ein wohliges, warmes Gefühl in meinem Bauch" oder: „Ich spürte eine ganz heftige Bewegung in meinem Bauch" geben wichtige Hinweise für eine Weiterarbeit.

Therapieziele
Imagination und Visualisierungen mit Musik können:

- an innere Bilder heranführen;
- helfen, eine Beziehung zu den körperlichen Impulsen aufzunehmen;
- helfen, in Resonanz zu gehen und die als permanente Aufgabe zu sehen;
- helfen, das Fernhalten von Resonanz als Abgrenzungsfähigkeit zu entdecken (Differenzierungsvermögen);
- Blockaden spürbar werden lassen;

---

80 Mehr dazu bei W. STROBEL (1999) *Die klanggeleitete Trance in der Psychotherapie.* In: Reader Musiktherapie, Reichert, Wiesbaden, S. 99ff.

81 In dem Buch *Rezeptive Musiktherapie* (2004), Hrsg. von I. FROHNE-HAGEMANN, Reichert, Wiesbaden, gibt es sowohl mehrere Artikel über GIM als auch über andere Formen der rezeptiven Musiktherapie.

82 Mehr dazu bei S. GROF (1985) *Geburt, Tod und Transzendenz.* Kösel, München S. 369ff.

- Ressourcen erlebbar machen;
- helfen, Muster des Erlebens und Verhaltens zu finden;
- helfen, Bewältigungsmechanismen zu finden;
- helfen, mehr Lebensfreude entwickeln;
- Identifikation stärken;
- realistische Ziele entwerfen lassen;
- Zukunft planen und gestalten lassen;
- helfen, transpersonale und spirituelle Erfahrungen zu erleben.

9.6 Improvisation und der „Flow"

> *... und dann kam der Tag, an dem das Wagnis, in einer*
> *engen Knospe zu bleiben, schmerzhafter war,*
> *als das Wagnis zu erblühen.*
> *(Anäis Nin)*

Einen großen Raum bei der Arbeit mit CED-Patienten sollte das bedeutende musikalische Wirkungsfeld der Improvisation einnehmen (vgl. HEGI, 2011, 137). Diese kann absolut frei sein oder Mischformen haben, wie auf einem Ostinato zu spielen, oder sich auf bestimmte Instrumentenfamilien zu reduzieren. Die non-verbale Begegnungsqualität mit ihren Herausforderungen, auf sich (und seinen Körper) zu hören, aufeinander zu hören und aufeinander einzuschwingen, erschafft etwas Neues.

> *„Der Kern der Improvisation ist das freie Spiel des Bewusstseins, wenn es mit den Rohstoffen, die aus dem Unbewussten emporsteigen, (...) spielt. (...) Was wir auszudrücken haben, ist bereits in uns, wir sind es selbst, das Werk der Kreativität besteht also nicht darin, das Material erscheinen zu lassen, sondern die Hindernisse, die den natürlichen Fluss blockieren, zu entfernen."* (NACHMANOVITCH, 1990, 19ff.) *(...) Improvisation drängt nach Befreiung von Kontrolle, löst experimentelle Situationen aus, sucht das kreative Chaos und die fließenden Prozesse oder enthüllt das Unvorhergesehene. Die Improvisation ist (...) Quelle und Gefäß von Erfindungen und innovativen Erneuerungen (und ist) ein kunstvoller Umgang mit verfügbaren bis unbewussten Potentialen und Reichtümern. Improvisationen werden in ihrer Konsequenz zu Konzepten. Sie kreieren neue Regeln und Verhältnisse (...) und entwickeln Innovationen."* (ebd., 139)

Erfindungsgabe und/oder Entdeckung im Moment schafft Kreativität. In der Improvisation wird der Mensch schöpferisch, das heißt, er erfährt sein Selbst konkret in der Zeit und hört, wie es entsteht (vgl. ALDRIDGE, 1999, 88). Flexibel mit den inneren und äußeren Anforderungen umgehen zu können kann seine Heilungskräfte stärken. Deshalb ist das improvisierte Spiel die schöpferische Art und Weise, diesen Anforderungen zu begegnen, um letztendlich zu gesunden. Umgekehrt dagegen wäre Krankheit ein Zustand, in dem die Fähigkeit, schöpferisch zu improvisieren, eingeschränkt ist (z. B. Problemlösungen zu finden), oder der Zustand eines beschränkten Repertoires an Ausdruck- und Verhaltensmöglichkeiten.

„Indem wir schöpferische Verhaltensmöglichkeiten verstärken, legen wir vielleicht die Grundlagen für eine wiedererlangte Gesundheit; Grundlagen, die wiederum auf den kreativen Eigenschaften des ganzen Menschen basieren und seine Autonomie verstärken." (ALDRIDGE, ebd.)

Die Begegnung zweier (oder mehrerer) Menschen in der Improvisation ist selbst schon ein kreativer Vorgang. Wenn die Begegnung ins Fließen kommt, jeder seine Fähigkeiten einbringt, kann durch den wechselseitigen Reichtum eine Umgestaltung stattfinden. Martin Buber hat es so formuliert:

„Wenn ein Mann singt, und er kann seine Stimme nicht erheben, und ein anderer kommt und singt mit ihm, ein anderer, der seine Stimme erheben kann, so wird auch der erste dazu imstande sein." (Martin Buber, zitiert nach ZINKER, 2005, 18)

Das Hier-und-jetzt in der Improvisation bedeutet, dass jeder Moment kostbar (weil flüchtig) ist und weder verdoppelt, zurückgeholt noch eingesperrt bzw. konserviert werden kann (vgl. NACHMANOVITCH, ebd., 35). Es sind Momente der schöpferischen Inspiration, die zeigen, was im nächsten Moment geschehen kann, aber nicht, was geschehen wird (ebd., 33). Doch kann man versuchen,

„(…) diese Blitzmomente zu dehnen, sie zu erweitern, bis sie in den Tätigkeiten des Alltagslebens aufgehen. Das Ideal (…) ist ein ununterbrochener Fluss von einem Moment zum nächsten." (ebd., 29)

Kommt es zum Verschmelzen von Handlung (Tun) und Bewusstsein (vgl. CSIKSZENTMIHALYI, 2010, 61) ist man im „Flow". Dieser scheint aber nur dann aufzutreten, wenn eine Aufgabe im Bereich der Leistungsfähigkeit des Ausführenden liegt (vgl. ebd. 62).

„Im flow-Zustand folgt Handlung auf Handlung, und zwar nach einer inneren Logik, welches kein bewusstes Eingreifen von Seiten des Handelnden zu erfordern scheint. Er erlebt den Prozess als ein einheitliches „Fließen" von einem Augenblick zum nächsten, wobei er Meister seines Handelns ist und kaum eine Trennung zwischen sich und der Umwelt, zwischen Stimulus und Reaktion, oder zwischen Vergangenheit, Gegenwart und Zukunft verspürt." (CSIKSZENTMIHALYI, 2010, 59)

Erlebnisbericht *(Dorothea, 51 Jahre, seit 15 Jahren an Colitis ulcerosa erkrankt):*
„Am Anfang der Improvisation habe ich versucht alles „richtig" zu machen. Es war ein eher verkrampfter Versuch. Erst nachdem ich ermutigt wurde, zu machen und nicht zu denken, zuzulassen statt zu kontrollieren, habe ich meinen Rhythmus und meinen Spaß an der Musik bekommen. Es war mein Ziel „im Hier und Jetzt zu sein." Mich zu spüren und Atem zu holen. Bei der Musiktherapie bin ich über meinen Schatten gesprungen. Nie hätte ich geglaubt, dass ich daran Spaß haben könnte. Musikalische Improvisation habe ich einmal mitgemacht und war heilfroh als es vorbei war. Diesmal war es anders, ich habe es gewagt mich darauf einzulassen. Ich wollte mich darauf einlassen. Die Musik hat mir geholfen ein neues Blatt in meinem Lebensbuch aufgeschlagen. Geholfen hat mir, dass kein Leistungsdruck da war. Ich mich in der Gruppe geborgen gefühlt habe."

Dieser Praxisbericht beschreibt anschaulich die Stimmigkeit in der freien Improvisation. Wenn es zwischen Gefühl und Ausdruck stimmig ist, kann man als *harmonisch* bezeichnen, wobei *harmonisch* und *gesund* in Beziehung stehen[83]. Harmonie in der Improvisation ist nicht nur ein wohlklingender Dreiklang oder spannungsvermeidende Eintracht, sondern

> *„(…) Stimmigkeit, Ehrlichkeit, Echtheit und Direktheit, egal ob im Guten oder Bösen. Solche Harmonie tut auch wohl, wenn ihr Klang schwierig, nach musikalischen Kriterien unmöglich erscheint, weil sie Zusammenhang zwischen Gefühl und Ausdruck verrät. Disharmonisch erklingt z.B. eine Stimme, die geübte Freundlichkeit ausdrückt und Wut meint. Disharmonie ist auch hörbar, wenn harmonisches Spiel gefordert wird und niemand Lust dabei empfindet.“* (HEGI, 1988, 81)

Schließlich und endlich kann die freie Improvisation die symbolischen Aspekte dieser Krankheit und ihrer Bedeutung zu einem objektiven Erscheinungsbild, einer im Spiel gefundenen Realität verhelfen. Mit Hilfe von Symbolen kann sowohl der physiologische Krankheitsprozess verstanden werden als auch den Patienten die Möglichkeit zu Veränderungen in einem *konkreten sinnlichen Wahrnehmungszusammenhang ihres Seins* eröffnet werden (vgl. ALDRIDGE, 1999, 256).

Die absolut freie Improvisation ist bei einer Ersterfahrung dann kontraindiziert oder zumindest vorsichtig anzuwenden, wenn es um das primäre Behandlungsziel Containment und Stressbewältigung als psychosoziale Unterstützungsform geht (vgl. auch SCHMIDT/KÄCHELE, 2009, 14).

Therapieziele
Die musikalische Improvisation kann:

– die Ich-Grenze erweitern und Ressourcen erlebbar machen (Optimismus und Mut);
– Muster des Erlebens und Verhaltens finden lassen;
– Bewältigungsmechanismen finden lassen;
– Motivation steigern;
– Verändern und neu orientieren (kreative Entfaltung);
– Verantwortung übernehmen lassen;
– helfen, neue Strukturen und Sichtweisen zu entwickeln und zu ordnen;
– realistische Ziele entwerfen, Zukunft planen und gestalten lassen;
– helfen, sich Ausdruck zu verleihen;
– Toleranzschwellen erhöhen;
– die Abgrenzungsfähigkeit fördern durch Zulassen oder Fernhalten von Resonanz (Differenzierungsvermögen);
– mehr Lebensfreude entwickeln;

---

83 *„Befreit von dem Zwang, Laute mit abstrakten Bedeutungen zu füllen, wird deine Stimme ärgerlich, oft klagend, oder vernichtend, oder ängstlich. Befreit von abstrakten Bedeutungen möchte ich den Klang in einem Liebestrank ausgießen. Ich suche, nein lausche, halte Ausschau nach harmonischen Klangverbindungen, um meine Verse zu vollenden. – Harmonische Beziehungen sind auch gesunde Beziehungen.“* (F. PERLS (1981) *Gestalt-Wahrnehmung*, Verlag für Humanistische Psychologie, Frankfurt/M, zitiert nach HEGI, 1988, 307)

- Energie mobilisieren;
- helfen, durch aktives Tun die Opferrolle zu verlassen und die Identifikation zu stärken.

9.7 Stille

„Stille ist wichtiger als Musik.
Aber Musik kann dazu beitragen,
die Stille ein bisschen besser zu verstehen"
(Jüdisches Sprichwort)[84]

Die Musiktherapie sollte einen Raum schaffen, der Stille zulässt, sie erlebbar und spürbar machen kann. *„In der Stille wird ein Prozess in Gang gesetzt, der die Sinne wieder in Kontakt mit ihrer inneren Sinn-Erfahrung bringt"*. (KUNZ in „Schweigen und Geist", 1996, zit. nach LAGLER, 2003) Allerdings kann die Stille in einem musiktherapeutischen Prozess neben dem Genuss der Beruhigung und der Entspannung auch Unsicherheit, Ratlosigkeit, Angst und Aggression und damit Widerstand hervorrufen.

Praxisübung

Über vier Ebenen (Rhythmus, meditative Musik, Naturgeräusche, Stille) sollen die Teilnehmer in eine absolute Ruhe eintauchen. Auf einen vom Therapeuten vorgegebenen einfachen Rhythmus können sie auf kleinen Perkussionsinstrumenten oder mit dem eigenen Körper (Körperpercussion) mitspielen, mitbewegen oder mittanzen. Ziel ist es, Spannungen abzuladen. Es folgt eine entspannende Musik (entweder live mit Monochord etc. oder mit einer von CD eingespielten entsprechenden Aufnahme) und geht schließlich über in Naturgeräusche (wie z.B. Grillenzirpen, Murmeln eines Baches usw., die ebenfalls von einer CD abgespielt werden) in die absolute Stille. Nach etwa 5–6 Minuten erklingt noch einmal kurz die vertraute Musik, um die Teilnehmer aus der Ruhe wieder in den Raum, in das Hier – und – Jetzt zu holen. Ein Erfahrungsaustausch sollte sich anschließen[85].

Therapieziele
Stille kann:

- beruhigen und entspannen;
- helfen, sich zu konzentrieren und auf sich selbst zu hören;
- helfen, eine Beziehung zu den körperlichen Impulsen aufzunehmen;
- Spannungen und Anspannungen erlebbar machen;
- Stress minimieren;
- das Verarbeiten von Klängen, Geräuschen und anderen Reizen unterstützen;

---

84 Entnommen aus: JAUFENTHALER/ZEISLER, 2005
85 Die ganze Übung gibt es auch als CD *„Tiefe Ruhe – 8 Tauchgänge in die Stille …"* (JAUFENTHALER/ZEISLER, 2005). Ich bevorzuge aber die Livemusik, da der Therapeut gezielter (lauter oder leiser, schneller oder langsamer, länger oder kürzer usw.) eingreifen kann.

- Blockaden spürbar werden lassen;
- Spiritualität herstellen und zur Kontemplation **führen;**
- zentrieren;
- realistische Ziele entwerfen und Zukunft planen und gestalten lassen.

9.8 Musikalische Rituale

Rituale können als Gefäß für starke Emotionen dienen. Sie können den Kranken einen Halt geben, eine Brücke zu ihren Wurzeln schlagen, die Gegenwart und längere Lebensabschnitte strukturieren oder den Weg in eine andere Zukunft weisen. Wiederkehrende Ereignisse werden bewusst gestaltet und prägen sich deshalb gut ein, sodass Momente der Achtsamkeit in den Alltag kommen können. Rituale finden unabhängig von Launen und Stimmungen statt. Daraus beziehen sie ihre ordnende und Halt gebende Kraft (Containment). In der musikalischen Improvisation kann das zum Ausdruck gebracht werden.

Das oben beschriebene Kreative und Schöpferische während einer Improvisation bedeutet nicht, dass man sich immer wieder neu erfinden muss. Es ist gut, sich auch mal auf etwas verlassen zu können. (Musikalische) Rituale können da sehr entlastend und stabilisierend wirken. Sie entstehen, wenn ein Motiv oder eine musikalische Spielform durch zunächst zufällige Wiederholungen zu einer verbindlichen Gestalt finden, eine Kontinuität schaffen und in bestimmten Situationen bewusst wieder eingesetzt werden („*Ritual als spezielle Form der Wiederholung*", vgl. LUTZ HOCHREUTENER, 2009, 34). Rituale können bedeutsame musikalische Ereignisse hervorheben. Es können aber auch Begrüßungs- und Abschiedslieder oder Spielformen in gleichbleibender Abfolge sein, z.B. dass es einen durchlaufenden Grundrhythmus gibt oder dass Ostinati, Turnarounds oder verschiedene Rondoformen vorgegeben werden.

Dass die Gruppe als Übungsfeld und Erfahrungsraum dient, neue Verhaltensweisen probehandelnd zu erleben, muss immer wieder erspürt und herausgearbeitet werden.

Therapieziele
Musikalische Rituale können:

- Halt und Rahmen geben (Orientierung);
- beruhigen, anleiten, strukturieren und kanalisieren;
- positive Emotionen wecken und damit Motivation, Optimismus und Lebendigkeit steigern;
- Ausdauer und Gelassenheit fördern;
- Stress minimieren;
- Toleranzschwellen erhöhen;
- realistische Ziele entwerfen und Zukunft planen und gestalten lassen;
- Identifikation stärken;
- Spiritualität herstellen.

9.9 Musik und andere kreativen Medien

Andere künstlerischen Therapieformen bzw. Therapien sind neben der oben genannten Tanz- und Bewegungstherapie die Maltherapie, das Plastizieren und das kreative Schreiben. Die Frage, welche von diesen künstlerischen Therapien für CED-Patientinnen indiziert ist, kann nur beantwortet werden, wenn die grundsätzlichen Unterschiede bei den Eigenschaften der Medien und bei dem Ansprechen der verschiedenen Sinnesebenen geklärt sind. Maltherapie und Plastizieren sind bildnerisch und bleibend (mit „Ergebnis"), erlauben mehr Distanz und überschwemmen nicht gleich emotional. Dagegen ist das Erleben der Musik- und Tanztherapie transitorisch (Erleben im Augenblick), vorübergehend und eher ein flüchtiger Prozess. Manche Patientinnen müssen mehr in die Bewegung kommen, um sich körperlich wahrzunehmen, das heißt, die kinästhetische Wahrnehmung steht dann im Vordergrund. Ich-schwache Menschen finden im Gegensatz zum Malen die Musiktherapie als angenehmer (vgl. SCHMIDT/KÄCHELE, 2009, 14).

> *„Erfahrungsgemäß scheint es für Patienten einfacher zu sein, sich im flüchtigen musikalischen Kommunikationsprozess zu öffnen als in einem künstlerisch-bildnerischen Verfahren."* (ebd.)

Die Musik lässt eine Verbindung der verschiedenen künstlerischen Therapieformen zu. Bilder, Gedichte, Geschichten usw. können durch Vertonung der Ergebnisse in einen musikalischen Rahmen gesetzt werden. Die nachfolgende Praxisübung soll beispielhaft diese Verbindung verdeutlichen. Dabei geht es um die Vertonung von selbst verfassten Gedichten. Auffällig dabei ist bei den meisten die tief empfundene Spiritualität.

Praxisübung

In Anlehnung an die traditionelle japanische Gedichtform des Haiku, die im Deutschen dreizeilig von 5-7-5 Silben hat, lasse ich gerne Fünfzeiler von den Teilnehmerinnen meiner Seminare schreiben, welche die Form von 1-3-5-3-1 Silben aufweist. Ich lege hierbei nicht so viel Wert auf Genauigkeit (manche lassen Silben weg oder setzen Silben dazu). Jedes Gedicht darf nun auf unterschiedlichste musikalische Weise vorgestellt werden. Unter den vielen Möglichkeiten einer Performanz hat sich folgende Vorgehensweise durchgesetzt: Der Vortragende liest sein Gedicht einmal vor und wählt dann Instrumente und einen oder mehrere Mitpatienten aus, die ihn musikalisch unterstützen und begleiten, während er das Gedicht ein zweites Mal vorträgt. Einige Beispiele von Patienten sollen die Intensität und Fokussierung, aber auch die spirituelle Dimension verdeutlichen:

Ja!
Ich lebe jetzt
Klang, Kraft und Rhythmus
Lebenslust
Pur!

> *Klang*
> *und Rhythmus*
> *lebendig bin ich*
> *bunt und stark.*
> *Ich*
>
> *Heilung und Segen*
> *in meiner Tiefe finden*
> *dort, wo Liebe ist.*
>
> *Tanzende Töne*
> *schwingende Farben werden*
> *zu neuem Leben.*
>
> *Im Dasein lernen.*
> *Die ganze Fülle leben.*
> *Immer wieder neu.*

Wie die hier vorgestellten, streifen die meisten Gedichte oftmals einen tiefen spirituellen Aspekt. Dasselbe geschieht bei der Vertonung von Bildern, die die Klienten selbst angefertigt haben. Die Bilder entsprechen einer Komposition mit graphischer Notation. Zeichen und Symbole werden hörbar gemacht. In einer improvisatorischen Form kann die Gruppe oder der Einzelne sein gemaltes Bild wie eine Partitur vertonen (lassen). Das Bild gibt die musikalische Gestalt vor.

In diesem Setting passiert eine Auflösung der Aufteilung von rezeptiver und aktiver Musiktherapie. Der Klient ist sowohl Ausführender als auch Empfangender. Als Aktiver sucht er die Personen aus, teilt die Instrumente ein, ist Komponist und (falls gewünscht) Dirigent, der Dauer und Dynamik bestimmt. Als Passiver ist er der Hörende, der eventuell neue Facetten seines Werkes erfährt.

Therapieziele
Musik in Verbindung mit anderen kreativen Medien kann:

- Ressourcen erlebbar machen;
- helfen, Muster des Erlebens und Verhaltens zu finden;
- Identifikation stärken durch Erweiterung der Ich-Grenze (Vertrauen in die eigenen Möglichkeiten);
- positive Emotionen wecken;
- Spiritualität erlebbar und erfahrbar machen.

10   Diskussion und Ausblick

10.1 Zusammenfassung

In dem vorliegenden Konzept habe ich aufgezeigt, dass die Musik(-therapie) bei einer CED-Erkrankung die Krankheitsverarbeitung und -bewältigung in besonderem Maße fördert und durch die psychosozialen und strukturgebenden Unterstützungsformen wie Containment, Formen der Stressbewältigung, Stärkung der Resilienz und Ressourcenaktivierung, Coping und Compliance (Adhärenz) positiv regulierend auf den Krankheitsprozess einwirkt. Dabei berücksichtigt das Konzept den Paradigmenwechsel sowohl in der Medizin (keine Immunkrankheit, sondern eine Balancestörung) als auch den beim Persönlichkeitsmodell (CED-Erkrankte haben kein spezifisches Persönlichkeitsprofil). Es ist so angelegt, dass es die neuesten medizinischen und psychotherapeutischen Forschungsergebnisse ohne weiteres aufnehmen kann, weil es eine Struktur vorgibt, die auch für neue Fragen und Antworten offen ist.

Bei der Diagnosestellung entscheidet sich, ob eine Einzel- oder Gruppentherapie angezeigt ist: Mögliche psychische Folgeerscheinungen und Komorbiditäten wie schwere Angststörungen, Traumata und/oder schwere Depressionen sind immer abhängig vom Grad der Krankheit und müssen unbedingt zuerst in einer Einzeltherapie behandelt werden. Für alle anderen kann die Gruppentherapie erfolgreicher und gewinnbringender sein.

Grundsätzlich stehen in einer (musiktherapeutischen) Psychotherapie nie die Ideen, Sichtweisen oder die Instrumente im Vordergrund, sondern immer die Beziehung zwischen Therapeut und Klienten. Klienten erinnern sich selten an eine wichtige Einsicht, die der Therapeut ihnen anbietet, sondern fast immer an die persönliche Beziehung mit dem Therapeuten. So zeigen auch Untersuchungen,

> „(...) dass das jeweilige Verfahren nur einen geringen Anteil des Therapieerfolgs erklärt. Wichtigster Faktor ist hingegen die therapeutische Beziehung mit 40%. Zusätzlich spielen Umgebungsfaktoren mit 30% und die Erwartung des Patienten mit 15% eine Rolle. Für einen guten Therapieerfolg scheint es also vor allem entscheidend zu sein, dass eine gute Passung zwischen Therapeut, Patient, Verfahren und Umgebung gesichert ist." (SCHRÖDER, 2012, B9)

10.2 Erweiterung des Konzepts

Wie schon in Kapitel 2 erwähnt, würde eine **Erweiterung** des Konzepts um den Punkt **„Schmerzbehandlung"** von den psycho-sozialen hin zu den bio-psycho-sozialen Unterstützungsformen, in der der Körper noch mehr eingebunden ist, aus ganzheitlicher Sicht sinnvoll sein. Denn bei der Konzeption und beim Schreiben der vorliegenden Arbeit zeigte sich, dass das Thema Schmerz und Schmerzempfinden bei einer CED auch in der psychotherapeutischen Arbeit immer wieder eine Rolle spielt und durchaus als ein Aspekt im Mind-Body-Problem mit seinen vielfältigen komplexen Wechselbeziehungen zwischen Körper und Psyche angesehen werden kann. Diese Wechselwirkungen bestehen zwischen den *„un-bewussten Verarbeitungen von Körpersensationen, gefühlsmäßigen Bewertungen, Handlungsimpulsen, der Strukturierung eines Selbst und schließlich der Entstehung von Bewusstsein mit seinen selbstreflexiven Funktionen."* (METZNER, 2012, 12) Unter Erweiterung (s. Abb. 14) ist hier insbesondere die Schmerzbehandlung mit dem Schmerzerleben, dem Schmerzverhalten, der Schmerzbewertung und dem Schmerzmanagement gemeint.

Zu den musiktherapeutischen Methoden, bei denen Schmerz, Körper und Affekt eine Rolle spielen, gehören das „Psychodynamic Movement" (s. S. 112) oder die „Musik-Imaginative Schmerzbehandlung". Der Ansatz der Musik-Imaginativen Schmerzbehandlung konzentriert sich zwar oberflächlich betrachtet auf die Behandlung eines Symptoms, richtet sich auf jedoch das *gesamte* bio-psycho-soziale Bedingungsgefüge und vor allem auf das subjektive Erleben der Patienten (vgl. METZNER, 2007).

10.3 Ausblick auf weitere Forschungsarbeiten

Für weitere Forschungsarbeiten, die einer Optimierung der Behandlungen dienen, sowie deren zukünftige empirische Evaluation, die auch den neuesten medizinischen und bio-psycho-sozialen Erkenntnissen standhält, sollten folgende Fragen beantwortet werden:
–   Wie kann das musiktherapeutische Angebot in die bestehenden Behandlungen eingebunden werden?
–   Wie geeignet ist das Konzept für die Praxis?
–   Wie groß ist die Akzeptanz bei den Patienten?
Eine genauere Untersuchung und Überprüfung des Einflusses der Musiktherapie bei CED-Patienten ist unabdingbar. Erste Einschätzungen und eine Bestandsaufnahme könnte die Befragung von Musiktherapeuten ergeben, eine entsprechende Patientenbefragung müsste sich anschließen. Auch sollten dann weitere Beobachtungen und Forschungen über die Wirksamkeit der Musiktherapie bei einer CED-Erkrankung in Einzelfallstudien fortgesetzt werden. Der Vorteil dieser Methode ist die Flexibilität im Ansatz, denn

> *„mit ihrer Hilfe lassen sich Hypothesen entwickeln, die zu einem späteren Zeitpunkt für andere Methoden der klinischen Validierung verwendet werden können. Außerdem hält die Einzelfallforschung auch den natürlichen Kontext fest, in dem Therapeut und Patient interagieren, so dass der gegenseitige Einfluss beider deutlich wird."* (ALDRIDGE, 1999, 209)

Insgesamt sind die Auswirkungen von Musik oder musiktherapeutischen Interventionen nur schwer zu validieren, wenn die Teilnehmer der Versuchsgruppen nicht vorher nach ihren Gewohnheiten, Vorlieben und Vorerfahrungen im Umgang mit Musik und nachher nach ihrer subjektiven Bewertung des Erlebten befragt werden. Der Untersucher sollte vorher entscheiden, welchen Einfluss einer bestimmten Behandlung er messen will.

> *„Geht es ihm um den Nachweis der krankmachenden Wirkung einer bestimmten Behandlung, dann muss er seine Versuche mit Personen anstellen, die eine möglichst negative Einstellung gegenüber dem von ihm eingesetzten Verfahren mitbringen. (...) Will er jedoch herausfinden, welche positiven Effekte die betreffende Behandlung auslösen kann, so braucht er dazu Personen mit einer entsprechenden Erwartungshaltung."* (HÜTHER, 2004, 16)

10.4 Forderungen

Die Umsetzung des Konzepts ist nur dann möglich, wenn
- ausreichende zeitliche Ressourcen vorhanden sind. In Zeiten von Kostensenkung und Gewinnoptimierung bei gleichzeitiger stetiger Zunahme von Behandlungen ist eine zuwendungsorientierte, musizierende und sprechende therapeutische Versorgung nicht möglich;
- eine ganzheitliche Betrachtungsweise ein rein somatisch orientiertes Krankheitsverständnis in der jeweiligen Institution ablöst;
- sich die Kommunikation unter den Mitarbeitern intensiviert;
- die psychotherapeutische Musiktherapie ernst genommen und nicht zur Beschäftigungstherapie degradiert wird (Stichwort: „Orchideenfach");
- die Hochschulen mehr psychotherapeutische Grundlagen und insbesondere Selbsterfahrung vermitteln.

Mit dem Psychotherapeutengesetz von 1999 sollte sowohl eine bessere Versorgung als auch eine Qualitätssicherung erreicht werden. Die Folge war, dass nur noch drei Verfahren anerkannt wurden und andere, die durchaus ihre Wirksamkeit wissenschaftlich nachweisen konnten (wie die Musiktherapie als auch die Gestalttherapie), außen vor blieben. Doch die Psychotherapieforschung ist inzwischen weiter fortgeschritten und nicht mehr mit dem Vergleich der Verfahren beschäftigt. Die psychotherapeutische Musiktherapie kann inzwischen wissenschaftlich nachgewiesene Wirksamkeit vorweisen. Durch einen weiteren Ausschluss aus den psychotherapeutischen Verfahren haben die (deutschen) Patienten weniger gute Behandlungschancen, als es prinzipiell möglich wäre.

Eine Übernahme der Musiktherapie in die Leitlinien für eine formale Anerkennung dieser Richtung scheint sinnvoll zu sein, da sie zur Prävention, bei der Begleitung während der akuten Phase oder während einer Remission, bei einer längerfristigen Behandlung, zur Versorgung und zur Heilung eingesetzt werden kann.

Literatur

ALDRIDGE, D. (1999) *Musiktherapie in der Medizin – Forschungsstrategien und praktische Erfahrungen*. Verlag Hans Huber, Bern, S. 237–261

ALDRIDGE, G. (1993) *Morbus Crohn und Colitis ulcerosa in der Musiktherapie*. Der Merkurstab 46 (1), 1993, S. 30–34

BEHRENS, R. (2001) *Chronisch-entzündliche Darmerkrankungen im Kindes- und Jugendalter*. UNI-MED, Bremen

BEGRÉ, S./VON KÄNEL, R. (2012) *Posttraumatischer Stress bei entzündlichen Darmerkrankungen*. Bauchredner 108 (1), 2012, S. 99–101

BENGEL, J. et al. (2001) *Was erhält Menschen gesund? Antonovskys Modell der Salutogenese – Diskussionsstand und Stellenwert*. Im Auftrag der Bundeszentrale für gesundheitliche Aufklärung, BZgA, Köln (= Forschung und Praxis der Gesundheitsförderung Bd. 6)

BENGEL, J. (2009) *Psychische Komorbidität bei somatischen Erkrankungen*. Vortrag auf der 28. Jahrestagung des AK Klinische Psychologie in der Rehabilitation „Psychische Störungen in der somatischen Re-habilitation". Verfügbar unter: www.psychologie-aktuell.info/reha/wpcontent/uploads/downloads/2010/11/jb_erkner_2009.pdf [Datum des Zugriffs: 25.03.2014]

BENSON, H. (1996) *Heilung durch Glauben*. Heyne, München

BOCKEMEYER, B. (2009) *Neues CED-Versorgungskonzept: Aufschwung oder Bremse für die gastroenterologische Fachpraxis*. Verfügbar unter: www.krankenpflege-journal.com [Datum des Zugriffs: 02.03.2014]

BÖHM, D./SCHMID-OTT, G. (2010) *Stigmatisierung und Lebensqualität bei Patienten mit CED*. Bauchredner 103 (4), 2010, S. 42–46

BRENNSCHEID, R. (2001) *Laufenlernen. Unbewußte Affekte, Konflikte und Phantasien bei psychosomatischen Krankheiten – Qualitative Analyse einer Musiktherapie bei einem Fall von Colitis ulcerosa*. Dissertation. Verfügbar unter: http://docserv.uniduesseldorf.de/servlets/DerivateServlet/Derivate-2376/376.pdf [Datum des Zugriffs: 05.06.2014]

CÁMARA, R. et al. (2010) *Der Effekt stressreduzierender Interventionen auf chronisch entzündliche Darmerkrankungen: Qualitätskontrolle von zehn therapeutischen Studien*. Zeitschrift für Psychosomatische Medizin und Psychotherapie 56 (2), 2010, S. 116–135

CIOMPI, L. (2007) *Gefühle, Affekte, Affektlogik*. Picus, Wien

COLLIER, R. (1995) *Wie neugeboren durch Darmreinigung*. Gräfe und Unzer, München

CSIKSZENTMIHALYI, M. (2010) *Das flow-Erlebnis*. Klett-Cotta, Stuttgart

DCCV HOMEPAGE (2012) Verfügbar unter: http://www.dccv.de [Datum des erstmaligen Zugriffs: 05.08.2012]

DCCV-Newsletter (2001–2011) Verfügbar unter: http://www.dccv.de/aktuelles/newsletter/newsletter-archiv/

DCCV (Hrsg.) (2003) *Ordnungstherapie „Mind-Body-Therapy" bei chronisch entzünd-lichen Darmerkrankungen.* Bauchredner 75 (4), 2003

DCCV (Hrsg.) (2007) *Rehabilitationskliniken bei Morbus Crohn und Colitis ulcerosa,* Le-verkusen

DECKER-VOIGT, H.-H. et al. (2008) *Lehrbuch Musiktherapie.* Reinhardt, München

DGVS (2008) *Leitlinie: Diagnostik und Therapie des Morbus Crohn – Ergebnisse einer evi-denz-basierten Konsensuskonferenz.* Verfügbar unter: http://www.uni-duesseldorf.de/ AWMF/ll/021-009.htm oder: http://www.dgvs.de/media/DGVS2008_LL_Morbus_ Crohn.pdf [Datum des Zugriffs 01.03.2014]

DIMDI – Deutsches Institut für Medizinische Dokumentation und Information (2013) *ICD-10-GM Version 2013.* Köln. Verfügbar unter: www.dimdi.de/static/de/index.html [Datum des Zugriffs: 02.03.2014]

DRVB (Deutscher Rentenversicherungsbund) (2003) *Leitlinien zur Rehabilitationsbedürf-tigkeit bei Stoffwechsel und Gastroenterologischen Krankheiten sowie Adipostas für den Beratungsärztlichen Dienst der Deutschen Rentenversicherung Bund.* Verfügbar unter: http://www.deutscherentenversicherungbund.de [Datum des Zugriffs: 02.04.2014]

EGGER, J. W. (2005) *Das biopsychosoziale Krankheitsmodell.* Psychologische Medizin 16 (2), 2005, S. 3–12

ELSENBRUCH, S./SCHEDLOWSKI, M. (2003) *Psychoneuroimmunologie & Stressforschung.* Bauchredner 75 (4), 2003, S. 70–74

EVERS-GREWE, B. (2007) *Musiktherapie als Künstlerische Therapie.* Leitlinien Ärztlicher Fachgesellschaften. Musiktherapeutische Umschau 28 (3), 2007, S. 313–316

FABRY, G. (2003) *Krankheitsverarbeitung: Coping und Abwehr.* Vorlesung der Abteilung Medizinische Psychologie. Verfügbar unter: http://www.medpsych.uni-freiburg.de/ skripts/coping_skript.pdf [Datum des Zugriffs: 15.04.2014]

FROHNE-HAGEMANN, I./PLESS-ADAMCZYK, H. (2005) *Indikation Musiktherapie bei psychi-schen Problemen im Kindes- und Jugendalter.* Hoeck, Göttingen

GOERTZ, W. (2007) *Darmspiegelung mit Musik.* Die Zeit 2, 2007

GRAWE, K. et al. (1994) *Psychotherapie im Wandel: Von der Konfession zur Profession.* Ho-grefe, Göttingen

GROSS, V. (2008) *Therapietreue.* Bauchredner 95 (4), 2008, S. 24–29

HANNÖVER, W. et al. (2012) *Ein Depressionspräventionsprogramm für Patienten mit chro-nisch entzündlichen Darmerkrankungen.* Bauchredner 108 (1), 2012, S. 94–98

HAKENBROCH, V. (2011) *Löcher in der Barriere.* Der Spiegel 29, 2011, S. 106

HÄUSER, W. (2010a) *Chronisch entzündliche Darmerkrankungen. Lebensqualität, Psycho-somatik und Psychotherapie – Empfehlungen für PatientIinnen und Zusammenfassung bisheriger Forschungsergebnisse.* Verfügbar unter: www.klinikum-saarbrücken.de [Da-tum des Zugriffs: 02.04.2014]

HÄUSER, W. (2010b) *CED: Krankheitsursachen im Wandel.* Bauchredner 103 (4), 2010, S. 10–14

HÄUSER, W. (2014) *Vor Angst in die Hosen scheißen – psychosomatische Ursachen und Therapie von Durchfällen bei chronisch entzündlichen Darmerkrankungen.* Verfügbar unter: www.ced.psych.de [Datum des Zugriffs: 04.05.2015]

HARTMANN-KOTTEK, L. (2006) *Gestalttherapie.* Springer, Berlin/Heidelberg

HEGI, F. (1988) *Improvisation und Musiktherapie – Möglichkeiten und Wirkungen von freier Musik.* Junfermann, Paderborn

HEGI, F. (1998) *Übergänge zwischen Sprache und Musik – Die Wirkungskomponenten der Musiktherapie.* Junfermann, Paderborn

HEGI, F. (2010) *Rhythmusverlust als Zeitkrankheit. Der Zusammenhang von Rhythmus und Stress in der Musiktherapie.* Musiktherapeutische Umschau 31 (3), 2010, S. 241–250

HEGI, F. (2011) *Der Wirkung von Musik auf der Spur.* Reichert, Wiesbaden

HELLBRÜCK, J. (2009) *Das Hören in der Umwelt des Menschen.* In: Musikpsychologie. Das neue Handbuch. Hrsg. von H. BRUHN, R. KOPIEZ und A. C. LEHMANN, Rowohlt, Reinbeck, S. 17–36

HELMHOLTZ-ZENTRUM FÜR INFEKTIONSFORSCHUNG (2007) *Der direkte Draht des Kopfes zum Immunsystem im Darm.* Pressemitteilung. Verfügbar unter: www.helmholtzhzi.de/de/presse_und_oeffentlichkeit/pressemitteilungen/ansicht/article/complete/hotline_to_the_brain-1/ [Datum des Zugriffs: 10.04.2014]

HERRMANN, U. et al. (2005) *Personale Ressourcen und Coping von Patienten mit chronisch entzündlichen Darmerkrankungen (CED).* Zeitschrift für Medizinische Psychologie 14 (2), 2005, S. 59–65

HESS, P. (2003) *Klangschalen für Gesundheit und innere Harmonie.* Ludwig Verlag, München

HILLECKE, T. (2005) *Heidelberger Musikmanual: Chronischer, nicht maligner Schmerz.* Uni-edition, Berlin

HÜTHER, G. (2004) *Ebenen salutogenetischer Wirkungen von Musik auf das Gehirn.* Musiktherapeutische Umschau 25 (1), 2004, S. 16–26

IN DER SMITTEN, S. (2007) *Das ist Musik in meinen Ohren.* Bauchredner 88 (1), 2007, S. 31

IN DER SMITTEN, S. (2008) *Leitlinie zur Diagnostik und Therapie des Morbus Crohn in laienverständlicher Form.* Hrsg. von DCCV, Leverkusen

JANKE, K. H. (2002) *Lebenszufriedenheit und CED – ein Widerspruch?* Bauchredner 71 (4), 2002, S. 25

JANTSCHEK, G. (2008) *Psychosoziale Aspekte und Psychotherapie bei Colitis ulcerosa und Morbus Crohn.* Bauchredner 93 (2), 2008, S. 64–69

JAUFENTHALER, G./ZEISLER, M. (2005) *Tiefe Ruhe – 8 Tauchgänge in die Stille ...,* 2 CDs & Booklet, home base records

KABAT-ZINN, J. (2011) *„Gesund durch Meditation".* Knaur Taschenbuch, München.

KACZMAREK, S./KIESLICH, N. (2011) *Zufriedenheit psychosomatischer Reha – Patienten mit der Musiktherapie.* Musiktherapeutische Umschau 32 (2), 2011, S. 114–127

KASSELER KONFERENZ MUSIKTHERAPEUTISCHER VEREINIGUNGEN IN DEUTSCHLAND (1998) *Kasseler Thesen zur Musiktherapie.* Musiktherapeutische Umschau 19 (3), 1998, S. 232–235

KELLER, K.-M. (2006) *Morbus Crohn und Colitis ulcerosa bei Kindern und Jugendlichen.* In: Chronisch entzündliche Darmerkrankungen. Morbus Crohn / Colitis ulcerosa. Hrsg. von DCCV. 2., neu bearbeitete Auflage, Hirzel, Stuttgart, S. 173–204

KELLER, W. (2000) *Enteritis regionales Crohn.* In: Psychotherapeutische Medizin. Psychoanalyse – Psychosomatik – Psychotherapie. Ein Leitfaden für Klinik und Praxis. Hrsg. von H. H. STUDT und E. R. PETZOLD, De Gruyter, Berlin, S. 196–202

KLASEN, J. (2001) *Die Zusammenarbeit von anthroposophischen Ärzten und Gastroenterologen bei chronisch entzündlichen Darmerkrankungen.* In: Gut leben mit Morbus Crohn und Colitis ulcerosa – Ursachen und Verlauf ganzheitlich betrachtet. Hrsg. von G. TECKER, Thieme, Stuttgart, S. 77–91

KLUSSMANN, R./NICKEL, M. (2009) *Psychosomatische Medizin: Ein Kompendium für alle medizinischen Teilbereiche.* 6. Auflage, Springer, Wien

KOMPETENZNETZ DARMERKRANKUNGEN (2009) *Die optimale Versorgung des Patienten.* Verfügbar unter: www.kompetenznetz-ced.de [Datum des Zugriffs: 24.04.2014]

LAGLER, M. (2003) *Zwischenräume – Überlegungen zum Phänomen „Stille" in der Musiktherapie.* Deutsche Gesellschaft für Musiktherapie, Musiktherapeutische Umschau Online Verfügbar unter: www.musiktherapie.de/fileadmin/user_upload/medien/pdf/mu_downloads/lagler_stille.pdf [Datum des Zugriffs: 02.05.2014]

LANGHORST, J./DOBOS, G./PAUL, A. (2008) *Ordnungstherapie/Mind-Body-Medicine.* Bauchredner 93 (2), 2008, S. 30–37

LANGHORST, J. (2008) *Neuroendokrine und immunologische Reaktionen auf akute psychologische Stressbelastung bei Patientinnen mit Colitis ulcerosa.* Bauchredner 93 (2), 2008, S. 94–99

LANGHORST, J. (2010) *Stress, Depression und Angst – Schubauslöser oder psychosoziale Krankheitsfolge?* Bauchredner 103 (4), 2010, S. 36–40

LANGHORST, J./KERKHOFF, A. (2009) *Was tun bei Colitis ulcerosa und Morbus Crohn. Naturheilkunde und Integrative Medizin.* KVC-Verlag, Essen

LEITLINIE CU (2011) *Leitlinie für Diagnostik und Therapie der Colitis ulcerosa.* Deutsche Gesellschaft für Verdauungs- und Stoffwechselkrankheiten (DGVS), verfügbar unter: www.awmf.org/uploads/tx_szleitlinien/021009l_S3_Colitis_ulcerosa_Diagnostik_Therapie_2011.pdf [Datum des Zugriffs: 01.04.2014]

LEITLINIE MC (2008) *Leitlinie für Diagnostik und Therapie des Morbus Crohn.* Deutsche Gesellschaft für Verdauungs- und Stoffwechselkrankheiten (DGVS), verfügbar unter: www.uni-duesseldorf.de/AWMF/ll/021-004.htm [Datum des Zugriffs: 01.04.2014]

LEVENSTEIN, S. et al. (2000) *Stress and exacerbation in ulcerative colitis: A prospective study of patients enrolled in remission on.* The American Journal of Gastroenterology 95 (5), 2000, S. 1213–1220

LUTZ HOCHREUTENER, S. (2009) *Spiel – Musik – Therapie. Methoden der Musiktherapie mit Kindern und Jugendlichen.* Hogrefe, Göttingen

MALER, T./von WIETERSHEIM, J. (1994) *Ergebnisse der klinischen Evaluationsforschung im Lübecker Musikpsychotherapie-Modell.* In: Modell und Methode in der Psychosomatik. Hrsg. von W. HAHN et al., Deutscher Studien Verlag, Weinheim, S. 281–286

MEDIZIN INDIVIDUELL (2007) *Der Darm.* Zeitschrift für ein modernes Gesundheitswesen 26, 2007

METZNER, S. (1996) *Psychodynamic Movement.* In: Lexikon Musiktherapie. Hrsg. von H.-H. DECKER-VOIGT und E. WEYMANN, Hogrefe, Göttingen, S. 310–311

METZNER, S. (2004) *Einige Gedanken zur rezeptiven Musiktherapie aus psychoanalytischer Sicht.* In: Rezeptive Musiktherapie. Hrsg. von I. FROHNE-HAGEMANN, Reichert, Wiesbaden, S. 27–38

METZNER, S. (2007) *Musik, Schmerz und das Gewahrsein der eigenen Gegenwart.* Vortrag bei der Ulmer Werkstatt für musiktherapeutische Grundlagenforschung. Verfügbar unter: www.uniklinik-ulm.de/fileadmin/Kliniken/Psych_Medizin_Psychtherapie/Dokumente/Forschung/musik_vortrag07_metzner.pdf [Datum des Zugriffs: 28.05.2014]

METZNER, S. (2009) *Musik-imaginative Schmerzbehandlung.* In: Lexikon Musiktherapie. Hrsg. von H.-H. DECKER-VOIGT und E. WEYMANN, 2., überarbeitete und erweiterte Auflage, Hogrefe, Göttingen, S. 295–299

METZNER, S. (2012) *Lehrgebotsangebote.* Verfügbar unter: www.susannemetzner.de/wpcontent/uploads/2012/06/Lehrgebiete.pdf [Datum des Zugriffs: 16.05.2014]

MIND-BODY-MEDICINE (2012) Verfügbar unter: www.mindbodysummerschool.de/pdf/MBMSS.pdf [Datum des Zugriffs: 15.04.2014]

MOSER, G. (2005) *Bedeutung von Stress und Depression bei chronisch entzündlichen Darmerkrankungen.* Journal für Gastroenterologische und Hepatologische Erkrankungen 3 (2), 2005, S. 26–30

MOSER, G. (2006) *Psychosomatik chronisch entzündlicher Darmerkrankungen.* In: Chronisch entzündliche Darmerkrankungen. Morbus Crohn / Colitis ulcerosa. Hrsg. von DCCV, Hirzel, Stuttgart, S. 220–225.

MOSER, G. (2007) *Psychosomatische Aspekte chronisch entzündlicher Darmerkrankungen.* In: Psychosomatik in der Gastroenterologie und Hepatologie. Hrsg. von G. MOSER, Springer, Wien, S. 115–136.

MOSER, G. (2009) *Brain-Gut-Achse: Stress und seine Wirkung auf den Verdauungstrakt,* Journal für Gastroenterologische und Hepatologische Erkrankungen 7 (3), 2009, S. 12–15

MOSER, G. (2011) *Morbus Crohn und Psychosomatik.* Journal für Gastroenterologische und Hepatologische Erkrankungen 9 (2), 2011, S. 14–17

MOSER, G. (2012) *Hypnose bei chronisch entzündlichen Darmerkrankungen (CED).* Bauchredner 111 (4), 2012, S. 38–41

NACHMANOVITCH, S. (1990) *Das Tao der Kreativität – Schöpferische Improvisation in Leben und Kunst.* O. W. Barth Verlag, Frankfurt/Main

NÖCKER-RIBAUPIERRE, M. (Hg.) (2008) *Musiktherapie und Schmerz. 16. Musiktherapietagung am Freien Musikzentrum München e. V. (1.–2. März 2008).* Reichert, Wiesbaden

PERLS, F. (1993) *Gestalttherapie in Aktion.* Klett-Cotta, Stuttgart

PETRAK, F. (2001) *Diagnostik psychosozialer Belastungen bei chronisch-entzündlichen Darmerkrankungen. Testkonstruktion und Evaluation eines Fragebogens zur Messung der psychosozialen Belastungen bei chronisch-entzündlichen Darmerkrankungen (FBCED).* VAS, Frankfurt/Main

PETZOLD, H. G. (1993) *Integrative Therapie. Modelle, Theorien und Methoden für eine schulenübergreifende Psychotherapie.* Bd. II. Junfermann, Paderborn

RADICK, M. (2007) *Der Einfluss musiktherapeutischer Interventionen auf die Krankheitsverarbeitung bei Kindern und Jugendlichen mit Diabetes Mellitus Typ-1 und Morbus Crohn.* Unveröffentlichte Diplomarbeit, Heidelberg

REDDEMANN, L. (2006) *Überlebenskunst.* Klett-Cotta, Stuttgart

REINSHAGEN, M. (2001) *Praxis der chronisch-entzündlichen Darmerkrankungen – Eine Fibel für den Hausarzt.* UNI-MED, Bremen

ROEDIGER, E. (2006) *Besser leben lernen – Innere Balance zwischen Wunsch und Wirklichkeit.* Urachhaus, Stuttgart

RUDOLDF, G. (2006) *Strukturbezogene Psychotherapie – Leitfaden zur psychodynamischen Therapie struktureller Störungen.* Schattauer, Stuttgart

RUDOLDF, G. (2010) *Psychodynamische Psychotherapie – Die Arbeit an Konflikt, Struktur und Trauma.* Schattauer, Stuttgart

SACHSE, R. (2006) *Psychologische Psychotherapie bei chronisch entzündlichen Darmerkrankungen.* Hogrefe, Göttingen

SACKS, O. (2008) *Der einarmige Pianist – Über Musik und das Gehirn.* Rowohlt, Reinbeck

SCHMIDT, H. U./KÄCHELE, H. (2009) *Musiktherapie in der Psychosomatik.* Psychotherapeut 54 (1), 2009, S. 6–16

SCHNEIDER, K. (1997) *Der Gong als Tor zur Schwingung unseres Lebens.* Gestaltkritik – Zeitschrift für Gestalttherapie (1), 1997, S. 27–30

SCHNEIDER, K. (2002) *Willkommen Widerstand – Ein Konzept und sein Verständnis in der Gestalttherapie.* Gestaltkritik – Zeitschrift für Gestalttherapie (2), 2002, S. 6–20

SCHROEDER, W. (1995) *Musik – Spiegel der Seele: Eine Einführung in die Musiktherapie.* Junfermann, Paderborn

SCHRÖDER, H. (2012) *Was wirkt am besten bei welcher Störung?* Tagesspiegel, 19.11.2012, Beilage Psychiatrie, S. B9

SCHÖNWALD, I. et al. (2010) *Sonne, Immunsuppression und CED.* Bauchredner 101 (2), 2010, S. 94–99

SCHÜSSLER, G. (1999) *Krankheitsverarbeitung (Coping)*. In: Psychotherapeutische Medizin. Psychoanalyse – Psychosomatik – Psychotherapie. Ein Leitfaden für Klinik und Praxis. Hrsg. von H. H. STUDT und E. R. PETZOLD, De Gruyter, Berlin, S. 22–25

SCHULZ, J./HANDMANN, C. (2012) *Bewegung bei chronisch entzündlichen Darmerkrankungen*. Bauchredner 111 (4), 2012, S. 24–28

SCHWARZ, M. (2006) *Lebensqualität und das Dogma der Normalverteilung: Prämissen für eine anwendungsorientierte bio-psycho-soziale Diagnostik der subjektiven Gesundheit.* Books on Demand, Norderstedt

SILBERMANN, A. (2010) *Psychische und psychosomatische Veränderungen bei Nahrungsmittelallergien und chronisch entzündlichen Darmerkrankungen.* Vortrag als pdf-Datei. Verfügbar unter: www.psychosomatik.uk-erlangen.de [Datum des Zugriffs: 02.03.2014]

SONNENMOSER, M. (2009) *MORBUS CROHN – Schamgefühle prägen den Alltag.* Deutsches Ärzteblatt (11), 2009, S. 29–31

SPINTGE, R. (2001) *Aspekte zum Fach MusikMedizin.* In: Schulen der Musiktherapie. Hrsg. von H.-H. DECKER-VOIGT, Reinhardt, München, S. 387–407

STANGE, E./WEHKAMP, J. (2006) *Die Bedeutung der angeborenen Bakterienabwehr für das Verständnis der CED.* Bauchredner 84 (4), 2006, S. 16–17

STEINMANN, G. (2013) *Begleiterkrankungen in der Rehabilitation.* Bauchredner 114 (3), 2013, S. 54–59

STIFTUNG DARMERKRANKUNGEN (2011) zu finden unter: http://www.stiftung-darmerkrankungen.de [Datum des Zugriffs: 02.05.2014]

TONN, C. (2010) *„Das klang ja heute sogar harmonisch“ – Beziehungsgestaltung psychosomatischer Patienten in der Musiktherapie.* In: Musiktherapie in der Psychosomatik. Hrsg. von C. MÜNZBERG, Reichert, Wiesbaden, S. 23–38

VANGER, P. et al. (1995) *The musical expression of the Separation conflict during music therapy: a single case study of a Crohn's disease patient.* The Arts in Psychotherapy 22 (2), 1995, S. 147–154

VOIGT, M. (2003) *Morbus Crohn und Regulative Musiktherapie – Eine Einzelfallanalyse zur Untersuchung der Bearbeitung von Emotionsabwehr.* Diplomarbeit, Hochschule Magdeburg-Stendal (FH)

VON WIETERSHEIM, J. (1999) *Die Wirksamkeit von Psychotherapie aus der Sicht von Morbus Crohn Patienten – Ergebnisse einer multizentrischen Studie.* VAS, Frankfurt/Main

WEHKAMP, J./FELLERMANN, K. (2006) *Defensiv-Defekte bei Morbus Crohn.* Bauchredner 84 (1), 2006, S. 22–27

WELTER-ENDERLIN, R. (2006) *Resilienz aus Sicht von Beratung und Therapie.* In: Resilienz – Gedeihen trotz widriger Umstände, Hrsg. von R. WELTER-ENDERLIN und B. HILDENBRAND, Carl-Auer Verlag, Heidelberg, S. 7–19

WEISS, P. (2004) *Die neue Psychosomatik: Auswirkungen des Paradigmenwechsels auf die Betreuung von CED-PatientInnen.* Journal für Gastroenterologische und Hepatologische Erkrankungen (1), 2004, S. 15–20

WERWICK, K. (2009) *Grenzen und Herausforderungen bei der Auswertung von Experten-interviews.* In: Subjektivität in der qualitativen Forschung: Der Forschungsprozess als Reflexionsgegenstand. Hrsg. von G. BEHSE-BARTELS und H. BRAND, Budrich, Opladen, S. 119–132

WEYMANN, E. (2005) *Atmosphäre – ein Grundbegriff für die Musiktherapie.* Musikthera-peutische Umschau 26 (3), 2005, S. 236–249

ZEITZ, M. (2011) *Komorbiditäten bei chronisch entzündlichen Darmerkrankungen.* Bauch-redner 104 (1), 2011, S. 10–13

ZINKER, J. (2005) *Gestalttherapie als kreativer Prozess.* 7. Auflage, Junfermann, Paderborn

ZOPF, Y. (2012) *Nahrungsmittelunverträglichkeiten und Allergien bei CED.* Bauchredner 108 (1), 2012, S. 71–73